《为了孩子》精粹丛书

吃饭是个大问题

——0～3岁宝宝营养与饮食宝典

《为了孩子》编辑部　编

U0193900

上海科学技术出版社

图书在版编目（ＣＩＰ）数据

吃饭是个大问题：0～3岁宝宝营养与饮食宝典／《为了孩子》编辑部编 .—上海：上海科学技术出版社，2013.8

（《为了孩子》精粹丛书）

ISBN 978-7-5478-1860-2

Ⅰ. ①吃…　Ⅱ. ①为…　Ⅲ. ①婴幼儿-营养卫生-基本知识　Ⅳ. ① R153.2

中国版本图书馆 CIP 数据核字（2013）第 153590 号

封面宝宝：金楷航
摄影：乐格思儿童摄影

上海世纪出版股份有限公司
上 海 科 学 技 术 出 版 社　出版、发行
（上海钦州南路 71 号　邮政编码 200235）
新华书店上海发行所经销
浙江新华印刷技术有限公司印刷
开本 700×1000　1/16　印张 8
字数 160 千字
2013 年 8 月第 1 版　2013 年 8 月第 1 次印刷
ISBN 978-7-5478-1860-2/G · 408
定价：29.80 元

前　言

最好的礼物

迎接孩子降临人世，你会为他准备什么？精美的儿童房、高档的婴幼儿用品，还是满屋子的玩具？别忘了为他准备一份心灵的礼物，那就是你的一颗接纳他、陪伴他成长的心。

别以为你爱他就会无条件地接纳他。他可爱的时候，他听话的时候，他取得好成绩的时候，你很容易把他当作你生命中的天使；当他把周围搞得一塌糊涂，当他意识到自我而反抗你的时候，当他对你希望他做的事情不屑一顾的时候，你是否能接纳他这个独立的个体？

陪伴孩子，和孩子一起成长。看起来简单，做起来却很难。当你在为了孩子的将来而忙碌打拼的时候，你未必有时间、有心情去体会孩子成长的细枝末节。其实孩子需要的物质世界并没有你想给的那么多，他们更在乎的是你在他们身边的时光。

给孩子最好的礼物，莫过于做一个更好的自己。当你初为人父母，手足无措，茫然面对铺天盖地的资讯时，你需要平心静气地审视自己。我们为你奉上的这一套和孩子相关的成长书籍，有《为了孩子》的专家作者们潜心研究的成果，有《为了孩子》的编辑们精心筛选的育儿知识与生活资讯和各种实用的游戏素材。这套书贯彻着我们的编刊理念，孩子也好，父母也好，都需要人文关怀，需要在这个浮躁的社会中，留一抹清凉的淡定。

我们希望因为孩子，你的感受细腻起来，你的心柔软起来，你也会再一次成长，做豁达快乐的父母。

孩子是上天赐予我们的最珍贵的礼物，面对他们，我们心怀感恩，那是一张张白纸，将来，便是一幅幅各具特色的画卷。在他们生命最初的时候，都得借由我们的手，挥洒出一片片个性十足的色彩。

走路的脚步放缓一点，说话的声音放轻一些，陪伴孩子慢生活，这便是我们能给予孩子的最好的礼物。

祝天下的父母和孩子们成长快乐！

《为了孩子》主编　樊雪
2013 年 6 月

目 录

吃饭不是大问题

宝宝饮食与健康

营养的学问

营养师和你聊聊：
辅食添加5误区

文／江苏省南京市儿童医院营养师　刘长伟

　　每次和妈妈们交流，我都会被问到有关辅食添加的问题，比如宝宝吃辅食时总把勺子顶出来，宝宝不肯多吃辅食。确实，和母乳喂养比起来，给宝宝添加辅食更具挑战性，遇到的问题更复杂。根据我的经验，多数妈妈遇到的问题都和对辅食添加的认知误区有关，你不妨对照看看。

误区1：过早或过晚添加辅食

　　我国《婴幼儿喂养建议》（这个建议是中华医学会儿科学分会儿童保健组于2009年发布的，经我国20多位儿科专家审定）提示：4～6月龄是辅食引入的关键期，不能早于4月龄，也不宜迟于8月龄。过早添加，会因宝宝消化功能不完善而出现呕吐和腹泻等症状；而过晚添加会因营养摄入不足而导致宝宝营养不良，生长发育受阻，甚至宝宝会出现拒绝吃除了母乳或配方奶以外的食物的情况。

　　至于是4个月还是6个月添加要看宝宝的具体发育情况，目前世界卫生组织（WHO）推荐正常足月儿添加辅食的最佳年龄为6个月。当然，婴儿引入辅食的年龄应有个体差异，即与婴儿发育成熟水平有关。应综合评价婴儿的表现，提示婴儿已经逐渐接受引入其他食物，而不是仅仅根据月龄。而可能对某些食物如对鸡蛋等过敏的足月儿最好6个月以后再添加该食物。

看一看：我的宝宝准备好添加辅食了吗?

● 宝宝至少4个月以上了，体重已超过6.5千克，每天奶量800毫升以上，吃饱后把头转开，提示他的消化系统已开始成熟。

● 你抱着宝宝时他能稳固地竖起头和脖子。

● 当你吃东西时，宝宝盯着你或食物看，证明他对你吃的感兴趣。

● 吃奶的次数比以前增加了，而且持续两三天以上，说明宝宝不满足于只吃母乳或配方奶。

误区2　添加辅食后忽视了奶的摄入量

有妈妈告诉我，因为宝宝不吃辅食，所以就人为减少喂奶量，想用这个方法来让宝宝被迫接受辅食（宝宝饿了自然会吃）；还有的妈妈说，既然已经添加了辅食，奶少喝点也没关系。其实，在6～12月龄，母乳（或配方奶）仍是宝宝生长的重要营养来源，仍是他的首选食品。按照我国《婴幼儿喂养建议》提示，6～12月龄的宝宝应保证每天摄入的总奶量在800毫升左右，这一点一定不能忽视。另外，在尝试吃辅食阶段，主要是让宝宝体验、接触母乳（配方奶）以外的食物，训练咀嚼、吞咽的技能，刺激味觉发育，尝几口的意义比获取营养（主要是补充少量维生素和矿物质）的意义更大。

4～12月龄宝宝辅食添加指南

月龄	4～6月龄	7～9月龄	10～12月龄
食物的种类	强化铁的谷类食物、根茎类和瓜豆类蔬菜泥、果泥、蛋黄泥、鱼泥等	烂面、碎菜、碎水果、全蛋、肉末、鱼末、豆制品等	碎馒头、软饭、碎肉、馄饨、水果块（条）
食物的形状	泥糊状食物	末状食物	碎状食物
量	由1～2勺增至1餐	1～2餐	2餐

误区3 忽视辅食添加的基本顺序

从国内外营养学研究结果来看，引入食物是有一定的顺序，但妈妈在实际操作中容易犯这个错误，而这又是导致辅食添加困难的重要原因。

基本的食物引入顺序是谷类食物（如婴儿营养米粉）→蔬菜汁（蔬菜泥）和水果汁（水果泥）→动物性食物（如蛋羹，鱼、禽、畜肉泥／松等）。建议动物性食物添加的顺序为：蛋黄泥→鱼泥（剔净骨和刺）→全蛋（如蒸蛋羹）→肉末。而对鸡蛋（主要是蛋清）、鱼、肉等过敏的宝宝应暂不添加该辅食。总之由少到多、由稀到稠、由细到粗循序渐进；逐渐增加辅食种类，由泥糊状食物逐渐过渡到固体食物。

误区4 给宝宝喂了过量的汤水

妈妈发现宝宝不爱咀嚼、吞咽辅食，但爱喝汤，于是喂饭时经常给宝宝喝稀粥、菜汤、肉汤等，以为这样也是在吸取营养。殊不知，稀粥、菜汤、肉汤含水量大，能量密度低，而且还会增加肠胃负担，不宜经常大量地食用。喝了过量的汤水还会影响母乳（配方奶）的摄入，这正是影响宝宝奶量摄入不足的主要原因。

> **营养学小词典：能量密度**
>
> 能量密度指每克食物所产生的能量，国际上建议合理的婴儿食物的能量密度：6～8月龄为2.51千焦耳／克；12～23月龄为4.184千焦耳／克。母乳为3.35～5.02千焦耳／克，而稀粥、羹汤、肉汤的能量密度低于0.84千焦耳／克。

误区5 在辅食中添加食盐等调味品

有些妈妈认为宝宝不爱吃辅食是因为辅食没味道，不好吃，还有的认为加了盐，宝宝才有力气。事实上，第一，宝宝的味觉比大人宽广，不要把大人的味觉习惯强加给宝宝。第二，食物中的钠已满足宝宝的需要。第三，宝宝的味觉习惯正处于发育中，对调味品的刺激比较敏感，加调味品还容易造成宝宝挑食或厌食。1岁以内的宝宝的食物中不用添加食盐，还应少糖、少油。

营养师的小嘱托

您可以再耐心点

常常被问到为什么宝宝不喜欢吃这种或那种东西，如果反问妈妈喂了几次呢，妈妈就答不上来了。添加辅食的初期，妈妈的耐心至关重要。有的宝宝对陌生的食物产生恐惧心理而拒绝接受，需多次尝试才会成功，每种食物宜尝试10～15次（以5～7天为一个周期），直至宝宝逐渐接受后再尝试另一种食物。

这个时候就可以让宝宝动手了

宝宝有动手的意愿要比大人想象的早得多，对于7～8月龄的宝宝，应允许他尝试用手握或抓食物，到10～12月龄时鼓励宝宝自己用勺。有的妈妈说这样宝宝会把家里弄得一团糟，那你可以在一个托盘里给宝宝提供"清洁系数"比较高的食物，比如手指饼干、小的苹果块、香蕉片等。

欣欣向荣，离不开锌

文／江苏省南京市溧水区人民医院儿科　季汝凤

2011 年 11 月在北京举办的"全国儿童营养干预行动启动仪式暨预防钙铁锌缺乏与儿童健康成长专家研讨会"上，专家指出，中国青少年膳食中热量供给已基本达标，但蛋白质供给量低，优质蛋白质比例少，微量营养素供给明显不足，其中钙、铁、锌缺乏尤为明显。

有用的锌

功效——锌在人体内的主要作用是参与核酸代谢及蛋白质合成，也参与糖类、脂类及维生素 A 等的代谢，以及人体内生长激素的合成与分泌，是身体发育的动力所在。另外，锌还有"生命之花""智力之源"的美誉，对促进孩子大脑及智力发育、增强免疫力、改善味觉和食欲至关重要。

需要量——根据年龄不同而有所不同。中国营养学会推荐：0～6个月的宝宝，日需锌量约为3毫克；7～12个月的宝宝，日需锌量约为5毫克；1～3岁的宝宝，日需锌量约为10毫克。

缺不缺锌，怎么看

幼儿锌缺乏的主要临床表现有以下几点：

● 厌食、偏食等，严重时常有精神不振、萎靡、抑郁、行为异常（异食癖）等症状。

● 抵抗力下降，易患病，特别是呼吸道疾病，如感冒；皮肤黏膜易改变，如口腔溃疡、口腔炎反复发作。

● 生长发育滞后，严重缺锌者影响智力发育。

提醒：

锌缺乏的诊断除结合临床症状外，还需实验室协助诊断。一般化验血清即可，但有些妈妈舍不得给宝宝扎针，就采取发锌测定。家长要注意，由于受环境污染、洗涤方法、头发生长速度、采集部位诸多因素影响，发锌不是诊断锌缺乏症的可靠指标。

春夏季节易缺锌

由于出汗会带走体内的锌，大量出汗容易引起锌缺乏。另外，宝宝和树木一样，春夏季节生长发育较快，尤其是婴幼儿，他们本身生长发育迅速，需要锌的量大，春夏应注意给宝宝食补一些含锌丰富的食物。而夏季气温高，容易出汗，宝宝一天随汗液丢失的锌可高达4毫克，尤其要注意提防宝宝缺锌。

最佳食物来源

6个月内吃母乳的宝宝不易缺锌，6个月以后宝宝活动量加大，出汗量增多，锌容易随汗液流失，就需要补充容易吸收的含锌辅食，如瘦肉末、蛋黄、鱼泥、动物肝、花生米粉、核桃仁粉等。据测定，动物性食物的含锌量高于植物性食物，且动物蛋白质分解后所产生的氨基酸能促进锌的吸收，吸收率一般在 50% 左右；而植物性食物所含锌，可与植物酸和纤维素结合成不溶于水的化合物，从而妨碍人体吸收，故吸收率仅 20% 左右。

提醒：

牡蛎等海产品虽然含锌量高，但不适合婴幼儿食用。因为其蛋白质含量过高，有些婴幼儿的胃肠道发育还不完善，对一些高蛋白质的食物容易过敏。

药物补锌需谨慎

1 必须经过医院检查，确诊为明显缺锌的宝宝，方可在医生指导下给予补锌制剂。一般用药限定时间，不可超过 2～4 个月，复查正常后应及时停药。锌的有效剂量与中毒剂量相距甚小，使用不当，很容易导致过量，诱发缺铁、缺铜、贫血等一系列病症。

2 如果孩子补锌的同时还需要补钙，那么先给孩子补锌，这样能促进骨骼细胞的分裂、生长和再生，为钙的利用打下良好的基础。如果孩子缺锌，不仅无法长高，补充的钙也极易流失。

图片	食物（100 克）	含锌量（毫克）
	牡蛎（鲜）	9.39
	口蘑	9.04
	鸡蛋黄粉	6.66
	海带	4.93
	牛肉	4.73
	猪肉松	4.43
	大麦	4.36
	腰果	4.3

（上表是一些食物含锌量的参考约数，根据食物不同，而有所差异）

3 大量锌的摄入可以抑制宝宝对铜和铁的吸收，而当钙的含量超过锌的 50～100 倍时又会影响锌的吸收。因此，不要盲目给宝宝补锌、补钙，妈妈应当让宝宝的饮食均衡，才会使各种营养素比例适中。

微量元素 铁 的二三事

文／江苏省南京市溧水区人民医院儿科　季汝凤

中华医学会儿科学分会儿童保健学组在《儿童缺铁和缺铁性贫血防治建议》中指出：目前已有大量研究证据表明，缺铁可影响儿童生长发育、运动和免疫等各种功能。婴幼儿严重缺铁影响认知、学习能力和行为发育，甚至不能被补铁所逆转。因此，铁缺乏症（iron deficiency，ID）的早期诊断、及时干预对预防缺铁导致的儿童健康损害具有十分重要的意义。

缺铁，谁说了算

如果家长通过观察发现宝宝出现以下症状，就应及时带孩子到医院检查，根据医学检测进一步确诊。

家长观察——

外形：皮肤黏膜苍白，以口唇、指甲床及口腔黏膜最明显，头发无光泽，指甲表面条纹隆起。

精神：精神不振，疲乏无力，不爱运动，注意力不集中，理解力降低，反应慢。

饮食：食欲减退，体重不增，严重者出现"异食癖"（爱吃一些奇怪的东西，如树皮、沙土、报纸、生大米和生面粉等）。

医学检测——

微量元素测定：由于各地使用的试剂可能有所区别，化验标准值也可能有所不同，因此，以医院出具的微量元素检测报告单中的参考值为准（例如，上海地区6个月婴儿铁元素的参考值为7.52～11.8毫摩尔／升，小于7.52毫摩尔／升即为缺乏）。

血红蛋白（Hb）测定：由于铁是制造人体血红蛋白和肌红蛋白的重要元素，缺铁性贫血是小儿贫血的主要原因。根据中华儿科学会血液学组出具的小儿贫血诊断标准，出生后10天内的新生儿Hb<145克／升；10天～3个月婴儿因生理等因素影响，贫血的标准很难确定，建议暂以Hb<100克／升；3个月～6岁Hb<110克／升，为贫血标准。（以上均以海平面计，海拔每增高1000米，Hb升高约4%）

年　　龄	Hb 含量（克／升）
出生～10天	Hb＜145
10天～3个月	Hb＜100
3个月～6岁	Hb＜110

补铁，预防为主

婴幼儿正处于生长发育的旺盛期，缺铁发生后不仅会出现食欲减退、爱哭爱闹等，还容易反复感冒，智力发育也会受损。因此，家长一定要从预防入手。

早产儿和低出生体重儿：早产儿极易缺铁，纯母乳喂养者应遵医嘱适量补充铁剂，剂量为 1～2 毫克／千克体重，约至 1 周岁。非母乳喂养儿应采用铁强化配方乳，4 个月前可无需额外补充铁剂，之后注意添加含铁丰富的食物。

足月儿：母乳喂养儿和配方奶喂养儿，都应注意添加含铁丰富的食物，如 6 个月的宝宝可以喂强化铁的奶粉、米粉、饼干等。8 个月的宝宝应多选择富含血红素铁的食物。如动物肝脏、瘦肉、鱼、鸡鸭血、鲜蘑菇、黑木耳、发菜、大枣、芝麻酱及豆制品等。1 岁以后注意食物的均衡和营养，纠正厌食、偏食等不良习惯，鼓励进食富含维生素 C 的蔬菜和水果，以促进肠道铁吸收。

食物（100 克）	含铁量（毫克）
木耳	185
海带	150
紫菜	33.2
猪肝	25
鸡蛋黄	7

（上表是一些食物含铁量的参考约数，根据产地不同，可能有所差异。）

关于铁的生活小误区

生活中，我们对微量元素铁的认识往往存在一定的误区，比如：

1 纯母乳喂养儿不会缺铁

有些家长认为母乳营养全面，量又足，孩子不会缺铁。殊不知，母乳含铁量很低，100 克母乳含铁量一般不超过 0.5 毫克。因此，千万不要因为母乳量足就推迟添加辅食。

2 菠菜、蛋黄是补铁大户

菠菜含铁量虽高，但属于植物性铁来源，所含的亚铁血红素铁远没有动物性来源的亚铁血红素铁容易被人体吸收。另外，蛋黄中的铁常常和磷结合在一起，吸收率仅 3%。因此，菠菜和蛋黄并不是预防或治疗贫血的最佳辅食。

3 就要食补，不要药补

轻度缺铁应注意饮食调理，但重度缺铁还是应按医嘱给宝宝服用铁剂。注意：铁剂对胃肠道反应较大，应在两餐之间服用；应避免与大量牛奶同时服用，牛奶含磷较高，可影响铁的吸收；铁剂服用后，宝宝大便变黑，这是正常现象，停药即可消失。

造血助理
——微量元素铜

文／江苏省南京市溧水区人民医院儿科　季汝凤

　　铜是人体中不可缺少的微量元素，存在于人体所有器官和组织中，通常与蛋白质或其他有机物结合。世界卫生组织（WHO）推荐成人每天应摄入2～3毫克的铜，婴幼儿期为0.4～1.0毫克。由于人体所需的铜不能从体内合成，必须通过日常膳食和饮用水保证摄入足够的铜。

铜和铁，一对好搭档

　　正常人体内含铜100～200毫克，50%～70%的铜存在于肌肉及骨骼内，20%存在于肝。铜并不直接参与造血，但铜是铁的助手，在铁参与形成血红蛋白的过程中，铜起着关键性作用。另外，铜还具有许多重要的生理功能，如铜是机体内蛋白质和酶的重要组成部分。研究结果表明，至少有20种酶中含有铜，其中至少有10种需要铜的参与和活化，来对机体的代谢过程产生作用。铜还可以促进骨骼生长，胆固醇和葡萄糖的代谢，心脏肌肉的正常运动，大脑的发育等。

铜缺乏，宝宝会怎样

　　在幼儿微量元素测定报告中，铜的缺乏和超标都有一定的比例。铜的过多和过少，对幼儿的生长发育都是不利的。铜的缺乏会引起下列症状：

　　引起能量代谢障碍，从而造成肌力低下和体温过低。

　　引起造血功能障碍，造成贫血（表现为铁剂治疗无效的贫血，皮下经常青一块紫一块的）和中性粒细胞减少。

　　引起胶原纤维受损，从而造成骨质异常。

　　另外，还常表现为厌食、腹泻、皮肤和毛发色素减退（体内黑色素不足，皮肤白化，头发变黄，不能耐受阳光，易出现皮肤晒伤或过敏）等症状。

补锌过量不利于铜的吸收

　　引起铜缺乏的常见原因有以下几种：

　　幼儿由于长期单纯母乳喂养，或单纯食用牛奶，而未及时添加辅食，导致营养供给不足。

　　幼儿患有长期或反复腹泻，导致吸收不良。

　　幼儿为早产儿，或患有慢性肝肾疾病。

　　幼儿补锌过量，也可影响铜的吸收。有报道称小儿或成人每天服用150～200毫克锌，可致铜的缺乏。

最佳食补对象——猪肝

经过血铜或发铜测定铜元素缺乏的幼儿，及早适量增加含铜丰富的食物，是预防和治疗铜缺乏的主要措施。含铜量高的食物主要是动物的肝脏、牡蛎类、鱼类、坚果类和蔬菜。据营养学家报告，猪肝含铜量最高，每100克含铜达2.5毫克；其次为芝麻，每100克含铜1.68毫克；芋头每100克含铜1.29毫克。乳类中的铜含量很少，所以不可认为母乳喂养的孩子就不易发生铜缺乏症。

小心"卷发综合征"

一般铜缺乏用食补即可预防和治疗，但需注意先天性肠吸收铜障碍（俗称"卷发综合征"）。该病是一种隐性遗传疾病，患者大多是男孩，因体内缺乏铜而发生进行性神经变性以及头发卷曲，须进行药物治疗。有这种情况的宝宝，出生时头发的色泽和发质都很正常，但随着年龄的增长，头发会逐渐变得短而粗，颜色浅淡而且卷曲，并伴有神经系统症状，如抽搐、智能迟缓等情况。因此，家长要仔细观察，一旦发现情况，应及时就诊。

警惕！

铜超标的四大可能

铜超标同样对幼儿的生长发育不利，严重者会有大量的铜滞留在肝脏、脑部和肾脏，引起多种疾病。引起铜超标的主要原因有以下几种。

过量进食含铜丰富的食物。如坚果（特别是巴西果和腰果）、种子（特别是葵花子）、肝脏等。

疾病引起。如生长激素缺乏、肾上腺皮质功能降低、骨发育不全、肝炎、胆道闭锁、感染性疾病。

使用铜制品作为烹饪工具。

缺锌，也可能引起铜超标。

如果检测结果显示铜超标，家长可对照以上原因，看宝宝是哪种情况引起的，并在以后的生活中注意避免。

奶奶的营养经

文／小嘴巴妈妈

小嘴巴是一个非常有口福的小朋友。一般妈妈都头疼给宝宝吃什么？说起我家奶奶给宝宝做营养饭菜，那可是一套又一套呀。

创新烹调有妙招——保新鲜 护营养 更美味

合理洗涤

各种食材在烹饪前都要洗涤，应先洗后切，不宜多洗，以干净为度。炒菜前不用水泡，不用开水煮，不挤去菜汁。

科学切配

各种副食品食材应洗涤后再切配，以减少水溶性营养素的损失。一般食材应现切现蒸，以保护营养素少受氧化。切配量要估计准确，一次性烹调，一餐用完，不留到第二天食用。

沸水烫料

为了除去异味，食材要做水烫处理。水烫时一定要大火，加热时间短，操作快。

上浆挂糊

原料用淀粉或鸡蛋清上浆挂糊后，烹饪时会迅速在原料表面形成保护膜，继续加热时可减少原料中水分和营养素的流失，且避免与空气过多接触而氧化，蛋白质也不会过分变性。这样做出来的菜肴不仅色泽好，味道鲜嫩，营养素也保存得多，而且消化吸收率也高。

勾芡保护

勾芡可使汤汁浓稠，与菜肴融和，也可避免营养素的损失。淀粉中的谷胱甘肽所含的硫氢基具有保护维生素 C 的作用。

适当加醋

维生素 B_1、B_2、C 遇碱容易破坏，而在酸性液体中稳定，所以烹调中加醋能减少维生素受到破坏，凉拌菜中提前放醋还有杀菌消毒作用，醋还可以促进原料中钙的溶解和吸收。

酵母发酵

制作面食要尽量使用鲜酵母发酵面团，不仅可以保护维生素，还会因酵母菌的大量繁殖而增加面团中的 B 族维生素。同时，破坏面粉中所含的植酸盐，有利于钙和铁的吸收。

掌握火候

对于不同的食料应采取不同的烹调方法，通常有蒸、煮、烙、烤、煎、炸、炒等。米饭宜采用不弃米汤的蒸饭或焖饭为好，面食用蒸或烙的方法能保存营养素，肉类以炒为好，鱼类以蒸为好，蔬菜以旺火急炒为好，不宜过早加盐。

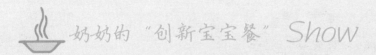

奶奶的 "创新宝宝餐" Show

我们家奶奶不仅有理论，而且在实践中不断创新，做出很多大受宝宝欢迎的营养菜。现在就为大家展示一款。

五彩蛋饼 + 红豆羹

原料：西葫芦半根，胡萝卜半根，香菇50克，虾皮50克，鸡蛋1个，面粉100克，玉米粉20克，姜、葱少许，红豆100克，芝麻100克，椰奶1瓶，炼乳少许。

做法：

1. 将去皮的西葫芦、胡萝卜、香菇分别洗净、切成小丁。

2. 将鸡蛋打匀，倒入面粉、玉米粉，加少量水，再倒入西葫芦、胡萝卜、香菇、虾皮，充分搅拌均匀，做成五彩面糊。

3. 在平底锅内放少许油，倒入少量五彩面糊，铺满锅底，加热至两面呈金黄色。

4. 用食品料理机分别把煮熟的红豆和炒熟的芝麻搅拌成糊状，加入椰奶拌匀，最后用炼乳在上面点缀上可爱的笑脸就完成啦。

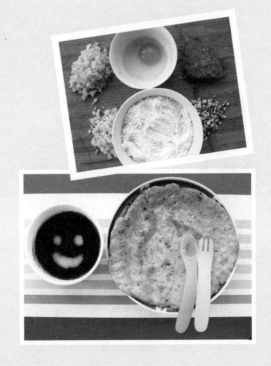

宝宝吃什么油好

文/上海交通大学附属儿童医院研究员　蒋一方

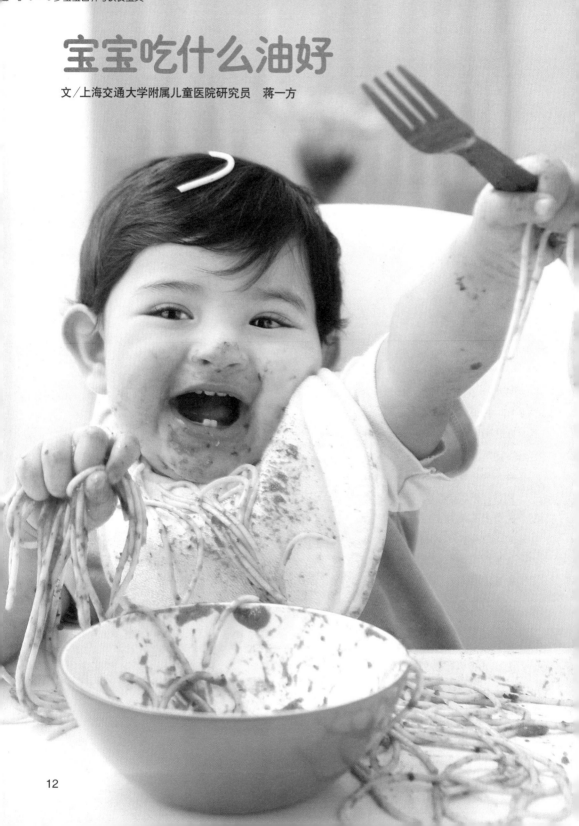

婴儿在 4 个月前，不管是母乳喂养，还是人工或混合喂养，都是以奶为主，不考虑另外添加植物油。此时婴儿也需要一定量的油脂，母乳中含有多不饱和脂肪酸，其中包括了脑黄金（DHA）。而配方奶已将奶中的动物油脂换成植物油（棕榈油），有的也添加了 DHA 和花生四烯酸。婴儿的胃容量小，但生长发育快，需要的能量相对于成人要高许多。一般，0 ~ 6 个月的婴儿，其脂肪占能量的百分比为 45% ~ 50%，6 个月 ~ 2 岁也高达 35% ~ 40%，而成人仅为 20% ~ 30%。因此，宝宝 4 个月以后要为他选择好用油很重要。

我国传统的烹调油，如大豆油、花生油、玉米油、菜籽油、葵花籽油等，主要是由多不饱和脂肪酸所组成，含有较多的必需脂肪酸：亚油酸和亚麻酸。其中 α - 亚麻酸，可以在体内转化为 DHA，有助于促进婴儿大脑的发育以及保护视力。橄榄油虽然也含有丰富的不饱和脂肪酸，但以单不饱和脂肪酸为主，主要为油酸，约占 80% 以上，我国的茶油与橄榄油相似，它们都含有较少的 α - 亚麻酸，因此在体内不能转化较多的 DHA，无法满足婴儿的需要。因此，建议宝宝的用油以烹调油为主，而在做汤、做色拉或吃面条时可以适量使用橄榄油。

在给人工或混合喂养的宝宝添加蔬菜泥的时候，可以用少量烹调油，用急火煸炒蔬菜然后做成泥，如青菜泥、胡萝卜泥、土豆泥等。煸炒后的泥糊状食物，不仅提高了辅食的能量密度，同时也增加了营养，提高了某些营养素（如脂溶性的胡萝卜素）的吸收和利用率。在 7 个月宝宝的正餐时间点上，要让他学习吃高质量的菜粥或烂面条。高质量的菜粥或烂面条，是由五类食物组成，它包括高汤、几种蔬菜、动物性食物、主食和熬熟的植物油，你还可以加入少量食盐。不过，不能给 2 岁以下宝宝提供味精等调味品，所以在烹制动物性食物时要加入高汤，如鱼肉加鱼汤、鸡肉加鸡汤、猪肉加肉汤等，这样宝宝也能吃到美味的食物了，他也会更爱吃的。植物油可以从每次 3 克，逐渐增加到 5 克左右。一般不再添加动物油脂，因为动物性食物本身就含有油脂，而且高汤中也有油脂。这样，可以满足宝宝对脂溶性维生素吸收的需求，同时也避免了摄取过多能量物质。

此外，芝麻油的质量也很好，但其性质偏凉，不宜经常提供，尤其是体质偏虚寒的宝宝。当宝宝上火时则可适量食用。有一种称之为植物黄油的油脂，属于反式脂肪酸，会降低好的胆固醇含量，不宜宝宝食用。一些香香的饼干和蛋糕，市售的芝麻酱或花生酱有时也会添加反式脂肪酸，购买时要阅读营养标示，谨慎购买。一些有植物名称的油脂，如棕榈油、可可脂、椰子油，都是以饱和脂肪酸为主的油脂，宝宝也不宜食用。家庭使用烹调油最好要经常换着食用不同的烹调油，如这次用大豆油，下次用花生油。油脂是高能量的物质，使用不能过量。对肥胖的宝宝要适量控制食用，但偏瘦的宝宝可以适当放宽。有一点家长要知道，必需脂肪酸有助于缓解宝宝的某些皮肤病。

让宝宝吃好深色蔬菜

文／上海交通大学附属儿童医院研究员　蒋一方

蔬菜可分为两大类：一类是深色蔬菜，另一类是浅色蔬菜。那些绿色、深绿色、红色、黄色及紫红色的蔬菜都属于深色蔬菜。

常见的深色蔬菜的分类如下表。

常见的深色蔬菜分类	列举蔬菜	营养价值的高低区分
绿色或深绿色蔬菜	鸡毛菜、青菜、菠菜、小白菜、油菜、芹菜、空心菜、芦笋、芥蓝、芥菜、西兰花、茼蒿、塌棵菜、韭菜、红心萝卜、萝卜缨、绿辣椒、小茴香等	从营养价值上看，深色蔬菜的营养好于浅色蔬菜，菜的叶部营养高于根茎，叶类菜的营养高于瓜类菜
红色、橘红色蔬菜	西红柿、胡萝卜、南瓜、红或橙色甜椒、东北红萝卜（呈球形）等	
紫红色蔬菜	红苋菜、紫甘蓝、蕺菜等	

所以，建议深色蔬菜占宝宝每天蔬菜摄入量的一半为好。

绿色叶菜，
餐桌上的营养首选

在家要多选深绿色叶类菜，它们的营养价值是蔬菜中的佼佼者，因其含有较多的维生素C、β－胡萝卜素、维生素B_2、叶酸、维生素K、钾、钙、镁、铁及膳食纤维。其中维生素平均含量居各类蔬菜之首。例如：100克新鲜绿叶菜的维生素C平均含量为

20 ~ 60毫克，是苹果的5 ~ 15倍。胡萝卜素及维生素B_2在深色蔬菜黄色南瓜和胡萝卜中最多，在绿叶菜如菠菜、荠菜中的含量也很高。胡萝卜素在体内可转化为维生素A，维生素A是儿童支气管和肠道黏膜的保护神，可减少支气管炎症及腹泻的发生。除营养成分外，绿色叶菜也是植物化学物质的"宝库"，类黄酮、叶黄素、叶绿素、番茄红素、花青素等，都具有很好的抗氧化功能。其中的芳香物质，赋予了蔬菜特殊风味，不仅具有促进食欲的作用，而且还可增强机体的抗病力。

绿色叶菜之所以含有如此丰富的营养，是因为其绿色来源于叶绿素。它接受阳光的热量，发生光合作用，植物中绝大部分营养成分都在叶片中合成，因而成了养分富集的地方。

教你做
孩子爱吃的深色蔬菜餐

目前不少孩子有挑食、偏食的不良饮食习惯，有的孩子不喜欢吃绿叶菜，有的不爱吃胡萝卜。怎么让孩子爱吃绿叶菜和胡萝卜呢？

推荐做法：

1. 菜肉饺子（或馄饨）

食材可选青菜、荠菜或胡萝卜等，将其剁碎加入肉糜搅拌均匀，调味后做成饺子或馄饨的馅儿。

2. 清炒、蘸酱

将芥蓝、西兰花或青菜放入开水里氽熟。然后，可以将煮好的蔬菜捞出沥干后用油炒，或直接蘸酱麻油吃。

蔬菜的氽熟方法：当水煮沸后放入洗净的蔬菜，等水再次沸腾后煮2～3分钟即可。

3. 红烧荤素肉丸子

把一只土豆、一根胡萝卜洗净后放入锅里煮熟，去皮研磨成泥，然后加入等量肉糜混合，再加生粉、料酒和少量调料，做成丸子后在油锅里煎一下，最后放入烧锅里加水红烧。

4. 荤、素罗宋汤

荤罗宋汤的食材有：牛肉、洋葱、胡萝卜、卷心菜、土豆、扁尖笋、新鲜番茄、番茄酱。想要更鲜美，可以加五六粒干贝。去掉牛肉就是素罗宋汤了。

5. "四兄弟"红烧肉

食材：猪肉、豆腐干、白煮蛋及胡萝卜。
把豆腐干切成三角块，白煮蛋要用刀在蛋白上划开几道，以便让肉汤渗入蛋黄中，胡萝卜切成大的滚刀块，做成红烧味。

专家提示：

胡萝卜素是脂溶性维生素，做在肉汤里可以增加数倍的吸收率。

有些深色蔬菜含草酸较多，会影响钙、铁、锌的吸收，如菠菜、苋菜、空心菜，食用前最好用开水烫一下。

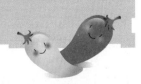

宝宝如何吃杂粮

文/上海交通大学附属儿童医院研究员　蒋一方

宝宝刚到需添加辅食的阶段，有的家长就急着给宝宝吃杂粮粥，如玉米粥、小米粥等。天天吃、经常吃，结果发现有的宝宝出现了营养问题，如缺铁、缺钙或缺锌。不是说多吃杂粮营养好吗？为什么会出现这些问题？

吃杂粮"有好有坏"

杂粮也叫粗粮，富含各种营养成分，是相对我们平时吃的精米、白面等细粮而言的粮食品种，主要包括三大类：谷物类、杂豆类和块茎类。

杂粮种类	日常食用的品种
谷物类	玉米、小米、红米、黑米、紫米、高粱、大麦、燕麦、荞麦等
杂豆类	黄豆、绿豆、赤豆、黑豆、青豆、芸豆、蚕豆、豌豆等
块茎类	红薯、山药、南瓜、土豆等

杂粮加工简单，口感虽较粗糙，但保存了较多的营养素。膳食纤维是杂粮中较重要的营养素。它有吸水作用，可增加大便的体积，加快肠道蠕动，促使肠内容物的排泄，预防与改善便秘。杂粮中又含有较多维生素，如维生素B_1，还含少量的泛酸、烟酸（尼克酸）及维生素B_2，对能量代谢、消化吸收都很有帮助。

但事实上，膳食纤维是一把双刃剑，既有有利的一面，也有对人体不利的一面。膳食纤维具有与矿物质结合的特性，摄入过多，会影响人体对钙、铁、锌、钾、钠等的吸收。膳食纤维还能加快肠道蠕动，使食物通过肠道的时间缩短，所以也会减少能量与营养素的吸收。因此，"多吃杂粮营养好"的观点是不准确的。

宝宝吃杂粮
要适龄、少量

宝宝吃杂粮要注意两方面。第一，数量要合适，不宜多。婴幼儿应以细粮为主，杂粮可以少量提供。成人吃杂细粮的比为1：10，婴幼儿不应超过此比例。

其次，要选择适合不同月龄婴幼儿的杂粮形式。在宝宝学习吃辅食的阶段，如人工喂养与混合喂养满4个月后，母乳喂养满6个月后，一般不提供谷物类杂粮，可提供像土豆泥、南瓜泥、豌豆泥一类。到了宝宝学习咀嚼的关键时期，即6～8月龄，可以提供少量红薯、山药、南瓜等，或煮或蒸。随着宝宝的成长，咀嚼与消化功能逐渐完善，

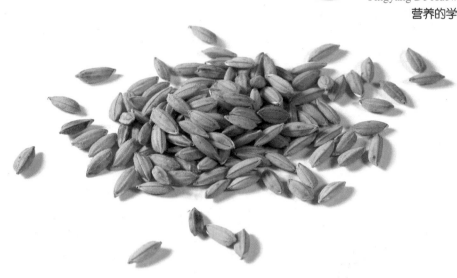

可以偶然提供大米多而杂粮少的小米粥、玉米粥。在冬夏季节可以提供赤豆或绿豆稀饭，或类似的豆沙包或绿豆糕。1岁以后可提供全麦面包、杂粮面包、多谷面包、燕麦片或含膳食纤维的饼干等。再以后随年龄增加可逐步增加杂粮品种，如新鲜玉米、蒸芋头、杂粮饭（大米多而杂粮少）等。

> **提醒：**
>
> 如果要给宝宝吃八宝粥，必须预先将其中的每一种食物一个一个试喂，如宝宝都能接受，则可提供。注意杂粮的量要少，吃的次数不宜多。

膳食纤维来源多

可以为宝宝提供膳食纤维的，除杂粮外，主要来自大量的新鲜蔬菜和水果，如芹菜、油菜、卷心菜、黄瓜、白菜、萝卜、香蕉、苹果、橘子、葡萄等。蔬菜与水果是家庭平衡膳食中两组重要的食品。每天缺一不可，且都应该足量供应。它们含有丰富的维生素C、胡萝卜素、叶酸，矿物质如钙、铁、磷、钾，膳食纤维和一些重要的有机物质。水果中除了含有不溶性膳食纤维外，还有可溶性纤维（即果胶），在肠道易被细菌酵解，有利于肠道有益菌的生长，可以改善肠道功能。

> **特别提醒：**
>
> 不要经常给宝宝喝果汁，宜常吃鲜果，因为果汁中缺乏不可溶的膳食纤维。
>
> 对不爱吃蔬菜或水果的宝宝，一定要矫正其不良的饮食习惯。
>
> 不宜用加工过的蔬菜粉来替代新鲜蔬菜，因其营养损失很多。

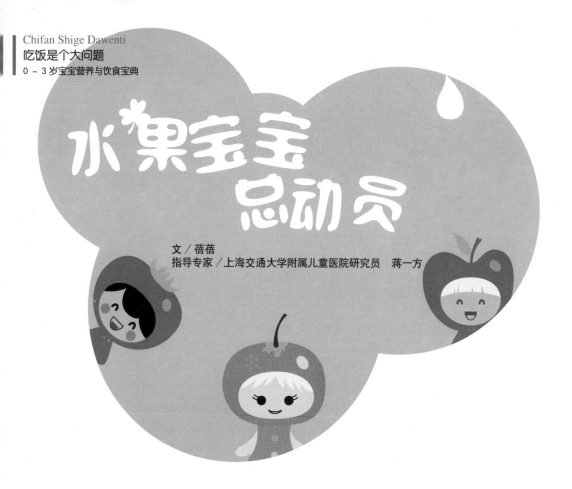

水果宝宝总动员

文／蓓蓓
指导专家／上海交通大学附属儿童医院研究员　蒋一方

水果是宝宝每天所需的食品之一。那些富含维生素、矿物质、纤维素及水分的水果，不仅口感好、营养成分高，而且还能促进宝宝的新陈代谢，帮助消化。可是对于小宝宝来说，尤其是刚开始能吃辅食的宝宝，该吃什么，怎么吃，可都是有讲究的。让我们一起来了解关于吃水果的大学问吧！

宝宝排排坐分段吃水果

4～5月龄　淡淡果汁好香甜

人工喂养或混合喂养的宝宝满4个月(120天)，母乳喂养的满6个月(180天)，可以添加辅食，第一个辅食是含铁的米粉，可以用母乳或配方奶调配。等学会喝苹果汁时也可用果汁来调配米粉，因为维生素C有助于铁的吸收。蔬菜泥的添加必须先于果汁，因为喝了甜果汁的宝宝就不爱吃菜泥。当宝宝尝试过3种蔬菜泥后，可以添加水果，先果汁后果泥。果汁先从2：1兑水开始，然后以1：1兑水，最后可喝原汁，如橙汁、苹果汁。原则上不建议在果汁中加糖。循序渐进是辅食添加的重要原则，对于从来没有喝过果汁的小宝宝来说，最好从1汤匙开始，待宝宝适应后再逐渐增加，以补充水分、维生素和矿物质。应用不同品种的果汁，能丰富宝宝的味觉。对于容易上火、便秘的宝宝，可以应用平性或凉性的水果进行改善。不过每天妈妈还需单独给宝宝喂白开水。

对于小月龄的宝宝，每天的果汁量最好控制在 30 ~ 50 毫升。避免未熟或过熟的水果。果汁可以在两餐奶之间或宝宝口渴时喂。

贴心提示：

市售的果汁饮料无法代替新鲜水果，此类饮料含较多糖分，或多或少含有添加剂，经过层层加工后也损失了不少营养。有的果汁饮料只是"果味"饮料而已，热量较高，宝宝最好少喝或不喝。

5 ~ 8 月龄 甜甜果泥好诱人

宝宝尝试过果汁后，就可以吃果泥了。添加果泥的最初阶段，建议使用容易制成泥的水果，如苹果、香蕉等，容易吃又不会伤害宝宝的肠胃。待宝宝习惯后，再把木瓜、猕猴桃、哈密瓜、西瓜等添加进来。在喂宝宝吃果泥时，妈妈要有意识地换小勺喂，可以给吃惯母乳或喝惯奶瓶的宝宝不同的口腔触感，有利于宝宝学会吞咽与咀嚼，促进语言与下颌骨的发育。果泥喂食每次不能多，以半勺的量为宜，以后逐渐增加。

添加果汁、果泥的另一项原则是，一周只添加一个新品种，这样妈妈能很方便地判断出宝宝是否适应。如果担心宝宝对某种水果过敏，不妨先少量添加后进行观察。需要注意：保证食材本身的品质和新鲜度；制作和给宝宝喂食的过程中，要保持清洁卫生；2

小时内观察宝宝有无不适反应，如呕吐、发疹子或腹泻，如果有，当天就不要再给宝宝喂食该种果泥。过 7 ~ 10 天，再尝试喂食该种果泥来验证。容易引起过敏的常见水果有芒果、菠萝、柑橘类水果等。

贴心提示：尽管水果营养丰富、口感美味，但注意不能用水果来替代蔬菜。吃水果一定要讲究卫生。制作果汁、果泥的所有用具要认真清洗与消毒，以防止肠胃道疾病的发生。

9 ~ 12 月龄 咬咬果肉好惬意

水果榨汁，虽是现榨，但还会损失部分营养，如不溶性的膳食纤维。9 个月后，大部分宝宝都已经长出了几颗小牙。这时，妈妈要为宝宝准备些水果块，让宝宝有新的尝试。不仅享受水果的原味口感，还可以锻炼他的咀嚼能力。

需要注意：水果要切成薄片，不能太大，以免在吞咽时堵塞气管。等到宝宝的咀嚼功能逐步完善时，就能放心让他们吃水果了。

贴心提示：每个宝宝的肠胃功能发育情况以及个人体质不同，所以适合吃什么水果、吃多少，很不好界定，这就需要父母依具体情况而定。可先少给宝宝喂一些，观察其是否有腹泻、过敏等不良反应，再决定能不能喂。

听维生素 A 讲故事

文/江苏省南京市溧水区人民医院儿科　季汝凤

> 我，维生素A，是维生素家族中的老大哥。不是夸口，我的本领可大了，不仅宝宝需要我，准妈妈和妈妈们也都离不开我。下面就先做个自我介绍吧，你可要仔细听哦。

展示台上本领夸

都说我的本领大，这绝不是吹牛，我有三大功能。

No．1 上皮组织——需要我

我帮助维持人体上皮组织的健全。人体一旦少了我，就会出现上皮组织干燥、增生、过度角化的现象，抵抗微生物感染的能力也会降低。例如泪腺上皮分泌停止，能使角膜、结膜干燥，发炎，甚至软化穿孔。皮脂腺及汗腺角化时，皮肤干燥，容易发生毛囊丘疹和毛发脱落。

No．2 生长发育——离不开我

我帮助维持正常的骨骼发育，对促进人体生长发育，强壮骨骼，维持头发、牙齿和牙床的健康有重要作用。另外，我还有助于免疫系统的正常运作。

No．3 维持视觉——全靠我

我可以促进视觉细胞内感光色素的形成，帮助眼睛适应外界光线强弱的变化。对于防止夜盲症和视力减退有重要作用，还能帮助治疗多种眼部疾病。

我的神奇功效

妈妈看过来——我维生素A可是个美容大师哦！我具有维护皮肤细胞正常工作的作用，能使皮肤保持柔软细嫩，有防皱祛皱的功效。

皮肤粗糙的众多原因中，有一条肯定是体内缺乏我。缺少我，不仅会抑制皮脂腺和汗腺的分泌，还会降低皮肤的抵抗力，使皮肤易受外界细菌侵袭而引发感染，令皮肤干燥粗糙，皮肤弹性下降，失去光泽。久而久之，表皮的角质层逐渐变硬变厚，失去弹性，细碎的皱纹就这么产生啦。

我对皮肤细胞的再生能力很大。大家都知道，要想看起来年轻，皮肤就得紧致、有弹性，这与皮肤真皮层内的胶原蛋白及弹力纤维的多少很有关系。而我能促进这两种物质再生，更新老旧的细胞角质，让皱纹消失。

黄醇当量，5～12岁为750微克视黄醇当量。一般成人的安全摄入量为每天1050微克视黄醇当量。如果过量摄入，维生素A在体内大量蓄积，会引起中毒症状哦。我属于脂溶性维生素，不能通过尿液直接排出体外，容易在体内大量蓄积，引起中毒，症状如食欲不振、皮肤干燥、头发脱落、骨骼和关节疼痛。

少不得，多不可

生活中缺少了我，就会出现维生素A缺乏症。维生素A缺乏症，首先是夜盲，然后会全身上皮组织角质变性并发生继发感染。看到这里，妈妈们是不是想，那就每天多吃些维生素A胶囊，强效补一补？

错啦！根据我国营养学会推荐的膳食中儿童维生素A的供给量标准，1岁儿童为每天300微克视黄醇（维生素A）当量，2岁为400微克视黄醇当量，3～4岁为500微克视

考考你

提问题的时间到了，妈妈们是否知道我维生素A藏在哪些食物中呢？

是的！在以下这些食物里可以找到我：动物肝脏、蛋类、牛奶、奶制品、黄绿蔬菜（胡萝卜、南瓜、黄豆芽、菠菜、青椒等）、黄色水果（木瓜、苹果、芒果、哈密瓜等）。找到了我藏身的这些食物，就赶紧把美味吃下肚吧！俗话说，药补不如食补，多吃这些蔬菜水果，就不用担心体内少了我啦！

知识小链接

你知道维生素A最佩服的人是谁吗？他就是中国古代名医巢元方。他主持编撰了著名医书《诸病源候总论》（又称《巢氏病源》）。在书中他提到人有一种"昼而晴明，至瞑则不见物"的怪病，并提出多吃猪肝可治此症。这是什么病呢？对啦！这就是缺乏我维生素A引起的夜盲症！

维生素B族家的孩子们

文／江苏省南京市溧水区人民医院儿科　季汝凤

　　上一期，妈妈们认识了我们维生素家族的大哥维生素A。今天，继续来认识一下我们维生素B族的孩子们吧！细心的妈妈你是否已经发现了不同？为什么我们维生素B族比大哥维生素A多了一个"族"字呢？

　　没错！我们维生素B族是一个数量庞大的家族，兄弟姐妹很多，每个人都肩负着重要任务。

可别小看我

　　人体生命的一切活动都离不开能量，能量主要由蛋白质、糖类、脂肪等营养素提供。我们B族维生素在人体内形成辅酶参与蛋白质、糖类和脂肪的代谢，是能量释放的"助燃剂"。打个比方，假如说人体是一辆汽车，蛋白质、糖类、脂肪是汽油，那我们B族维生素就是火花塞。没有我们打火，有再多的汽油都没用。现在，大家知道我们有多重要了吧！

猜猜看，我们最爱唱什么歌

　　我们维生素B族有2个共同点。一是，我们全都是水溶性维生素，在人体滞留的时间只有数小时，因此必须每天补充。二是，我们B族维生素不能单兵作战，必须协调一致，共同发挥作用。一个成员的工作少不了其他成员的配合，家族中少了谁我们的工作也开展不起来。《团结就是力量》是我们最爱唱的歌。

群星荟萃，各显其能

　　接下来，我们请来了家族中最著名的七大明星。下面，让他们按照常见名称，逐一进行自我介绍吧。

维生素 B_1：我又叫硫胺素。在维持正常神经系统、消化系统和心肌功能方面有重要作用。人体内如果缺少我，会引起多种神经炎症，如脚气。聪明的中国医生孙思邈发现用谷皮可以治疗脚气等疾病，因为谷皮正是我的藏身之地。除了谷皮，我还把家安在了豆类、干果、酵母、动物内脏和芹菜等绿叶菜中。

维生素 B_2：我又名核黄素。我与抗氧化防御体系密切相关，缺少我，会影响机体的生物氧化，使人体代谢发生障碍，表现为口、眼和外生殖部位的炎症，如口角炎、结膜炎、脂溢性皮炎及阴囊炎等。另外，妈妈们悄悄看过来，缺乏我还会影响夫妻性生活质量，导致性交不适、性欲减退及性冷淡等。在乳类、动物内脏、酵母、鱼、芹菜等中能找到我。

维生素 B_6：我又叫吡哆素。我有助于遗传物质的合成，对神经和免疫系统的正常运作有重要意义。缺乏我，会引起抑郁、厌食、贫血及记忆力下降等问题。在家族中，我和 B₂ 最要好，人体缺乏我，也同时会出现缺乏 B₂ 的症状。可以在瘦肉、果仁、糙米、绿叶蔬菜、香蕉中找到我。

维生素 B₁₂ : 我又名钴胺素。我和叶酸最要好，我可以帮助提高叶酸的利用率。小朋友缺少我，会表现出反应迟钝、爱睡觉、贫血等症状。我的主要来源是动物内脏、瘦肉、鱼类、牛奶等。

烟酸（维生素 B₃） 我帮助维持消化系统健康，减少胃肠障碍，使皮肤更健康。缺乏我，会导致糙皮病，表现为手背、腕、前臂、面部、颈部、足背、踝部出现对称性皮炎。我的来源是动物内脏、瘦肉、全谷、豆类、绿叶蔬菜等。

泛酸（维生素 B₅） 我在维护头发、皮肤、神经及血液健康方面扮演重要角色。由于我喜欢旅游，大部分食物中都有我的踪迹，因此，目前还未发现缺乏我的典型病例。

叶酸（维生素 B₉） 我参与红细胞的形成，在 DNA 合成和氨基酸新陈代谢方面扮演重要角色。我对准妈妈尤其重要，因为如果缺少我，会影响胎宝宝的神经管正常发育，导致神经缺损。这可大意不得。因此，准妈妈们一定要记得补充我。

我们 B 族维生素个个都是好样的，你喜欢我们吗？如果回答是，那就赶快大口把包含我们的食物吃下肚吧！

水手卫士维生素 C

文／江苏省南京市溧水区人民医院儿科　季汝凤

之前，妈妈们已经认识了维生素家族的两位大哥，今天终于轮到我维生素 C 出场了。想知道我的本领有多大？先来听我给大家讲一个古老的故事吧！

维生素C的故事

1497 年 7 月 9 日，葡萄牙航海家达伽马接到国王曼努埃尔的命令，去寻找一条通往神秘东方古国印度的海上航道。于是，他带着 160 个水手，乘坐 4 艘大船从葡萄牙首都里斯本出发了。海上的生活非常艰苦，大家只有咸肉、海鱼和干面包吃。为了尽快到达目的地，他选择了一条更艰难的航线，这一段航程整整 93 天都看不见陆地。

可怕的水手杀手

漫长而艰苦的海上航程渐渐损坏了很多人的健康。一些人开始四肢无力、精神消退、烦躁不安。接下来皮肤红肿、肌肉疼痛。随后脸部也开始肿胀、牙龈出血、牙齿脱落、身上的皮肤也出现大量淤血症状。医生对此束手无策，病情在继续恶化中。等到返航回国的时候，三分之二的水手都被这种无名病症夺去了生命。

之后的几百年中，这种病都是远洋航海的水手们头上笼罩的阴云，死亡率非常高，被称为不治之症。直到1911年，人类才找到这种病的克星，那就是——大名鼎鼎的维生素C。这种病就是坏血病。

维生素C本领大

以上只是我众多本领中的一项，下面，我来给大家讲一讲我的其他主要本领吧。

★帮助宝宝：提高免疫力，预防感冒

我可以增强中性粒细胞的趋化性和变形能力，提高杀菌能力。参与免疫球蛋白的合成，促进机体对外来和恶变细胞的识别和杀灭。在人体白细胞中有大量的我存在，而人体有疾病时我就会急剧减少，白细胞的战斗力也随之下降。

小贴士：如果宝宝出现牙龈出血、易感冒、伤口愈合差、肢体无力、易烦躁且体重增长缓慢、面色发白、食欲不佳、毛发干枯易折断等症状，就极可能是缺乏我了，父母要及时带宝宝去医院进行全面诊断。

★帮助妈妈：美白、修复、紧致皮肤

我可以使皮肤黑色素沉着减少，从而减少黑斑和雀斑，使皮肤白皙、紧致，并帮助维系皮肤天然的保湿功能。另外，我还是天然的抗氧化剂，人体伤口会产生大量氧自由基（人体衰老的帮凶），我可以有效消弭氧自由基，促进皮肤伤口的愈合。

小贴士：网上盛传的把口服维生素C捣碎，倒入矿泉水中溶解，再用压缩面膜泡开使用的方法，在短时间内有一定效果，但是由于我具有强抗氧化性，如果掌握不好，就很容易产生刺痛感，引发过敏。因此，妈妈们请谨慎使用j

★帮助家人：防癌好帮手

我可以增加人体体内胶原蛋白的生成量，丰富的胶原蛋白像水泥一样，可以使组织更坚固结实，防止癌细胞的扩散。我还可以促进淋巴细胞的形成，淋巴细胞是可以对抗疾病的"御林军"。另外，我还具有阻断体内亚硝胺合成的功效，亚硝胺正是胃癌、肺癌和食管癌的重要发病原因。我还能阻断外来致癌物在肝内活化的作用。

小贴士：服用我时要避开几种食物：猪肝、牛奶和贝壳类水产品。猪肝中的铜离子会对我产生氧化破坏；牛奶中含大量具有氧化性的维生素B_2，遇到具有很强还原性的我，我俩会同时失去效用；贝壳类水产品中含大量5价砷化物，这本身不会对人体有害，可是如果同时服用大量的我，我就会把5价砷化物转变成有毒的3价砷化物（砒霜）。

吃，是补充的最好途径

我是水溶性维生素，一进人体内会立即被吸收，经过数小时后就会被排出体外。因此最理想的摄取方法是把1天所需量分为3次，在饭后服用，这样比空腹时服用消耗速度慢些。含维生素C最多的食物依次是：樱桃、番石榴、红椒、黄椒、柿子、青花菜、草莓、橘子、芥蓝菜花、猕猴桃。记住要多吃这些蔬菜水果哦。

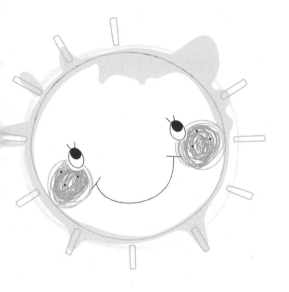

阳光小子
维生素 D

文／江苏省南京市溧水区人民医院儿科　季汝凤

我是维生素D，又名阳光小子维生素。在自我介绍之前，先请妈妈猜一猜，为什么我的别名叫阳光小子？

猜一猜，我来自哪里

我可是当之无愧的阳光小子哦，因为我与阳光有着密不可分的关系。在我们维生素家族中，我的其他兄弟姐妹都需要通过食物来补充，只有我，是唯一可以不从食物中获取的营养素。那么，我来自哪里呢？

对啦！我，维生素D，是来自太阳的。当然，天然食物中也有少量的我，但人体中大部分的我都来自太阳。当人体受到阳光的照射后，皮肤内储存的7-脱氢胆固醇经过光化作用就会转化为维生素D。

我的重要功效

我的主要功能是调节钙代谢、促进钙吸收和骨组织形成。我能有效促地进宝宝骨骼和牙齿的发育，宝宝如果缺乏我，会患上与缺钙同样的佝偻病，出现枕秃、方颅、鸡胸、罗圈腿等症状。成人缺乏我则表现为软骨病，或导致骨质增生、骨质疏松等症状。

哪些宝宝需要我

新生宝宝可以由3种途径来获取我。第一种，在胎宝宝时通过胎盘从妈妈体内获取，可以满足宝宝出生后短时期的生长需要，但时间有限；第二种，从天然食物中获得，但天然食物（包括母乳）中我的含量很低，数量有限；第三种，通过晒太阳来直接获取，资源充足。但对于1岁以内的宝宝，由于接触阳光的机会有限，加上宝宝皮肤娇嫩，眼睛对强光敏感等原因不适合长时间晒太阳，缺乏我是普遍现象。

2 周岁以下

对于2岁以下纯母乳喂养的宝宝，需要预防性地给予补充维生素D制剂。中华医学会儿科学分会提出的《儿童维生素D缺乏性佝偻病防治建议》里建议婴儿（包括纯母乳喂养儿）出生后2周开始每天摄入维生素D 400国际单位，直至2岁。早产儿、低出生体重儿、双胞胎等，则需要在出生后的前3个月将补充维生素D的剂量增加到每天800国际单位。对于喝配方奶的宝宝，在添加辅食之前一般不需要额外补充我，但在添加辅食后奶量减少的情况下，也需要预防性补充维生素D制剂。

2周岁以上

对于2岁以上的正常宝宝，由于户外活动增多，一般不需要再额外补充我了。但如果宝宝患有慢性腹泻、肝胆疾病或慢性消耗性疾病，则需要在医生指导下，额外补充维生素D制剂。

我和钙是"铁哥们"

很多妈妈有这样的疑惑，给宝宝反复补充钙制品，怎么吃来吃去，一查还是缺钙呢？不妨赶紧想一想，是不是忽略了我的存在呢？要知道，我和钙是"铁哥们"，人体缺少了我，对钙的吸收也会大打折扣。当然，别紧张，不是说我和钙剂必须绝对同时服用。事实上，如果是分别服用制剂，相差个几小时也问题不大。如果服用钙剂后当天通过晒太阳就能补充我。

但需注意的是，我是脂溶性维生素，不能随人体的体液排出，一旦过量服用会引起低热、呕吐、腹泻等不良症状，因此，要防止反复累积服用。如一般补钙制剂和常见的小儿复合营养素补充剂中已经包含我，就不需要再额外补充我了。

太阳，这么晒

如果是通过晒太阳的方式来补充我，那么宝宝每天需要晒多长时间太阳才合适呢？

夏天，宝宝裸身每天5～10分钟，每周保持30～60分钟。

冬天，全身穿着衣服，不戴帽子的宝宝最少每天20～30分钟，每周保持2～3小时。如果日晒强烈担心宝宝晒伤的话，外出的时间可注意避开阳光最强的时段，选在早上10点以前，下午3点以后。在夏季，爸爸妈妈可以给宝宝戴上遮阳帽，或者到树阴下，在斑驳的阳光里晒一晒，阳光中的紫外线经过树叶和遮阳帽的遮挡，就会减弱许多，不至于对宝宝造成伤害。

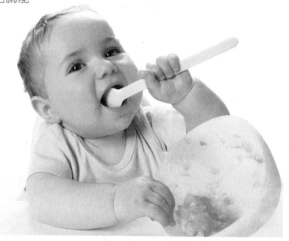

美好生活，缺 E 不可

文／江苏省南京市溧水区人民医院儿科　季汝凤

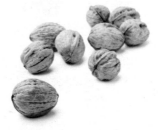

　　有一种营养素，人体的每一个细胞都需要它。在准妈妈、妈妈当中，它的名声也比家族中其他营养素更为响亮。它是谁？不用说，你一定已经猜到了，那就是我——维生素 E。

孕育宝宝大有裨益

　　我有个不太常见的小名，叫生育酚。顾名思义，我有促进人类生育的能力。我可以使女性雌性激素浓度增高，提高女性的生育能力，预防习惯性流产、先兆流产等。女性体内缺乏我，容易表现为不易受精或引起习惯性流产。男性也离不开我，我能促进男性雄性激素的分泌，使男性精子活力和数量增加，可以预防男性不育症。

内服外用美容行家

　　虽然我的大哥维生素 A 和维生素 C 也有一定的美容功效，但论起运用的广泛性，还要数我维生素 E 最强大。我可是美容行家，美容美发，内服外用均有奇效。在家族中，我素有"青春之泉"的美誉。我是强效的天然抗氧化剂，能帮助人体有效阻止易使人衰老的自由基的侵害，促进蛋白质的合成，促进免疫系统的排毒功能，延缓机体的衰老。

多种功效不可忽略

　　除了以上两种用途，我还有很多其他功能。我能防止血管内的血液凝固，防止动脉粥样硬化，进而使血液循环良好，让心血管保持年轻，预防多种疾病。另外，我还能抑制眼睛晶状体内的过氧化脂反应，使血管末梢扩张，改善血液循环，预防近视的发生和加深。

E 时代来临

　　一般来说真正缺乏维生素 E 的人非常少，我广泛分布于动植物中，如各种植物油、深绿色蔬菜、坚果、豆类、谷类、肉、奶油、蛋。大多数人由饮食中所得到的维生素 E 已基本满足身体所需，但如果想获得我的美容功效，可以采用食用或者涂抹维生素 E 补充剂的方法。

新妈妈美丽妙方

1 新妈妈美容，要避免使用化学成分较多的美容产品。不妨用我来自制美白面膜。

做法：天然维生素 E+ 酸奶＋蜂蜜＋柠檬汁。取酸奶 2 匙、蜂蜜半匙、柠檬汁半匙，与 3 粒天然维生素 E 调成糊状，敷面 15 分钟后，用温水洗净。此法能令肌肤美白并焕发光彩。

2 产后发质变差，可用我来护发。

做法：将 1 粒天然维生素 E 与洗发水混合洗发，冲洗后再用 1 粒天然维生素 E 与护发素混合。此法能令头发滋润、顺滑，立时见效。

维生素家族的"神秘人物"

文/江苏省南京市溧水区人民医院儿科　季汝凤

前面的5次出场中,我们维生素家族的重要成员——维生素A、B、C、D、E已经分别介绍了各自的来龙去脉。他们是我们家族已知的十几位成员中,人类研究最透彻,也最广为人知的。今天,我将为你介绍,维生素家族中几位不太"有名"的神秘成员。

长寿大师维生素F

早在1917年德国化学家Unger就分离出了我,但直到20世纪70年代科学家才发现维生素F是人体内不可缺少的不饱和脂肪酸。1975年,世界卫生组织在格陵兰岛上考察时发现,岛上居住的因纽特人活到百岁以上的很多。经过研究,科学家发现了因纽特人的长寿秘诀——他们血液中含有大量的不饱和脂肪酸。从此,身为不饱和脂肪酸的我开始受到人们的广泛重视。

说说我的具体功效吧。我可以有效防止动脉中胆固醇沉积;助长健康的皮肤和毛发;在某种程度上,可防止X线的有害影响;帮助腺体发挥作用,使钙质被细胞所利用,从而促进成长;辅助治疗心脏病;转化饱和脂肪酸,帮助减肥。

大家可以通过以下食物来补充我:植物性油(由麦芽、亚麻种子、向日葵、红花、大豆、花生等榨取的油)、花生、葵花籽、核桃、鳄梨等。

凝血大师维生素K

我是维生素K,具有促进血液正常凝固和骨骼生长的重要作用。人体对我的需要量较少,但在关键时刻缺我不可。比如,我能防止新生婴儿出血疾病、预防内出血及痔疮、减少生理期大量出血、促进血液正常凝固等。

与其他维生素成员不同,我很奇特,因为维生素K既是脂溶性维生素又是水溶性维生素。绿色植物中提取的维生素K_1和肠道细菌(如大肠杆菌)合成的维生素K_2属于脂溶性维生素;人工合成的维生素K_3和K_4则属于水溶性维生素。脂溶性的维生素K吸收需要胆汁协助,而水溶性维生素K吸收则不需要胆汁协助。通常,维生素K_1和K_2的获取更为普遍,人们可以从深绿色蔬菜及优酪乳等日常饮食中获得,如香菜、莴苣、菠菜、豌豆等。

通透大师维生素P

你知道我为什么叫维生素P吗?因为我是维持毛细血管通透性的要素(P是英文单词permeability——可透性、渗透性的第一个字母)。维生素P主要用于高血压的辅助治疗,以预防脑出血,防治血管性紫癜症、急性出血性肾炎、糖尿病视网膜出血、再发性鼻出血、创伤性肺出血、产后流血等。

我属于水溶性维生素。在柑橘类（柠檬、橙、葡萄柚）的白色果皮部分和包着果囊的薄皮部分，以及杏、荞麦粉、黑莓、樱桃、玫瑰果实等处，都能找到我。

神秘成员维生素 T、维生素 U

我是维生素 T，人类对于我的了解还比较有限。目前仅知道我能够促进血液的凝固和血小板的形成，对贫血症和血友病的预防很有帮助。建议每天摄取量尚未确定。我会藏身在芝麻和蛋黄中，目前市面上没有维生素 T 制剂出售。

我是维生素 U，大家对于我的了解比维生素 T 更少。有研究表明我在治疗溃疡上有重要的作用。但关于这方面，专家和医生们还存有异议。天然食物生甘蓝中就能找到我哦。

辅食的能量密度与营养密度

文／上海交通大学附属儿童医院研究员　蒋一方

给宝宝提供辅食，年轻父母一定要掌握两个重要概念：高能量密度和高营养密度。

高能量密度

宝宝的食物必须是高能量密度的，因为婴幼儿的胃容量小，需要能量相对较高，又正处于快速生长发育阶段，所以必须保证他们获得充足的热量。

不同辅食的能量密度是不同的。

母乳与配方奶的能量密度大致相当，均为 2.93 千焦耳／克，白粥只有 2.09 千焦耳／克。因此，不能用白粥来替代一顿奶。菜水、米汤等食物的能量密度也很低。

含铁米粉中含碳水化合物较多，可以提供较少的能量，若与蛋黄、鱼肉或胡萝卜泥混合起来吃，既增加了能量，也增加了营养。

植物油，如大豆油、玉米油、花生油等，都是高能量密度的食物，它提供的能量是相同重量的碳水化合物及蛋白质的 2 倍。而且，植物油中所含的多不饱和脂肪酸，其中 N3 系列的亚麻酸可以转化为脑黄金（DHA），有利于促进大脑发育及保护视力。将熬熟的植物油加入宝宝的辅食如粥或面条中，可有效提高辅食的能量密度。

Tips

有些食物能量较高，但营养密度很低，如白糖，因此也称之为"空营养素物质"。白粥加糖，虽能量高，但营养密度低，常吃可导致营养不良。

高营养密度

婴幼儿应吃高营养密度的食物，以满足他们对 40 多种必需营养素的需求。

●不同食物的营养密度不同

营养素在不同的食物中含量是不同的，也就是说不同食物的营养密度不同，如胡萝卜含较多的β胡萝卜素（维生素A原），西兰花含较多的维生素C，肝脏含较多的铁、锌和B族维生素。而根据营养性食品组来看其主要提供的营养素——

5个食品组	主要提供的营养素
粮食	碳水化合物
动物性食品	蛋白质，部分油脂和矿物质
蔬菜	维生素、矿物质
水果	维生素
奶和乳制品、大豆与其制品	蛋白质、钙

配方奶是母乳化奶粉，它进行了5方面改造：将乳清蛋白替换大部分的酪蛋白；将植物油替换动物油脂；添加了乳糖；添加了维生素与矿物质；添加了特殊营养物质，如抗体、叶黄素、DHA、有益菌等。因此有条件的话，宝宝可喝配方奶到2岁。

●宝宝的辅食结构要合理

宝宝到7、8个月时，每天正餐的辅食必须是复杂的混合食物，如高质量的菜粥或烂面条，加上每天的奶、水果，就组成了平衡膳食5个营养性食品组的基本结构。在操作上一定要注意食物的多样化，以满足宝宝对各种营养素的需求。同时，还要按比例提供各营养性食品组的食品，才能使营养素之间的摄入平衡。

你不可不知的3个影响因素

有些因素会影响到辅食的能量密度和营养密度，你不可不知哦。

1. 食物稠度

随着宝宝长大，应逐渐增加食物的稠度：4～6个月开始能够吃泥状、糊状和半固体的食物→8个月，多数宝宝能吃手指食物了→12个月，多数宝宝能够吃与其他家庭成员一样食物结构的食品。

辅食稠度的高低与其含水量有关，从薄粥→厚粥→烂饭→软饭，从蔬菜水→蔬菜泥→蔬菜，从果汁→果泥，含水量都是逐步降低。

2. 每日进餐次数

随着宝宝长大，摄取辅食的次数应增加，宝宝1岁左右应建立起一日三餐三点的饮食模式即：早餐、早点、午餐、午点和晚餐，再加上临睡前的奶。

3. 辅食的种类

宝宝每天正餐与点心的质和量直接影响到能量与营养密度，你要为宝宝提供多种有营养的食物——

* 肉类、禽类、鱼类或蛋类每天要吃，或尽可能经常吃。注意，吃鱼或虾时，由于含脂量低，应增加植物油量，吃猪肉时则反之。

* 每天要吃富含各类维生素和矿物质的蔬菜与水果。

* 粮食类，如米和面，必不可少，要充足供应。

* 宝宝断母乳后仍要每天喝奶，不能用豆浆代替。

* 含特殊营养素的食物，如动物肝脏、海带、紫菜等，要经常给宝宝吃。

* 要限量给宝宝喝果汁。

* 超重宝宝要减少吃高能量的食物，如油脂与糖。

* 营养价值低的饮料，如茶、咖啡和含糖饮料，不给宝宝提供。

0 ～ 3 岁宝宝补钙须知

文／上海交通大学附属儿童医院研究员　蒋一方

几乎所有的家长都很关心宝宝的钙营养问题。不过，全民都要补钙的观点显然是不合理的，凡是能从一日三餐的膳食中获得足够钙量的人就不需要补钙。那么，0～3 岁的宝宝究竟要不要补钙？如何补？

2000 年中国营养学会推荐的钙摄入量为：0～0.5 岁，300 毫克／天；0.5～1 岁，400 毫克／天；1～3 岁，600 毫克／天。如果这个目标量可以通过婴幼儿的日常饮食达到，就不必额外补充钙制剂，这是一个基本的原则。其次，钙的吸收需要鱼肝油或维生素 D 的帮助，如单纯补钙不补维生素 D，补充的钙就不能被宝宝吸收。

要不要补　得看怎么喂养

宝宝要不要补钙是与喂养方式有直接联系的。

母乳喂养的宝宝，一定要补维生素 D，但不需补钙。因为母乳中的钙含量总是稳定的，每天乳汁要分泌约 300 毫克的钙，能满足宝宝的生理需求，因此一般在半岁以内的宝宝是不需要补钙的。但应在宝宝出生 2 周后（即第 15 天起）开始每天补充维生素 D 400 国际单位，以利于钙的吸收。

人工喂养的宝宝，如果每天喝不少于 750 毫升的配方奶，就不需要再额外补充，因配方奶中含有足量的钙和维生素 D。

混合喂养的宝宝（指既喝母乳又喝配方奶）就要根据配方奶量来决定要不要补。

如每天喝 400 毫升配方奶，只需隔天补一次维生素 D，不需补钙，因为配方奶和母乳中都有充足的钙。如配方奶量高于或低于 400 毫升，要按此比例来调整。例如每天喝 200 毫升配方奶的宝宝，应在 4 天中补 3 天鱼肝油，不补钙。例如每天喝 600 毫升，则可一周补 1～2 次鱼肝油。

✿Tips

补维生素 D 晒太阳很有效

维生素 D 的来源除药物、保健品或食物补充外，晒太阳也是一条有效途径。阳光中的紫外线照射皮肤可产生内源性维生素 D。从宝宝 3 个月大就可以开始日光浴；3～6 个月的宝宝可在有阳光的阴凉处接受辐射光；6 个月后的宝宝则可以直接暴露在阳光下。

提示

  配方奶又称母乳化奶粉，是专为婴幼儿设计的一种营养丰富的食品。不同品牌的配方奶含有相似的钙与鱼肝油的量，选购时以品牌产品为宜。哺乳妈妈也应每天给自己补钙和鱼肝油。

  要避免重复补充鱼肝油，因为脂溶性维生素 A、维生素 D 容易产生蓄积性中毒。家长在购买婴幼儿强化食品时要注意阅读食品标签，如长期过量服用，会对宝宝的生长发育带来不利影响。

补钙须知——

宜多吃富钙食物

  钙的主要来源还是通过食补，即多摄取富钙食物，如牛奶及乳制品，大豆及大豆制品，虾皮、虾米，芝麻酱等。对所有的宝宝而言，每天都要吃乳类食品，因为它们含钙丰富，而且容易吸收利用。

  因此，在给宝宝断奶后应继续让他喝配方奶，直至 2 岁再改喝鲜奶。对 6～12 个月宝宝，建议每天钙摄入量为 400 毫克。除了奶以外，给宝宝添加辅食时可多提供富含钙和维生素 D 的食物。如果 1 岁后的宝宝每天喝奶量达 500 毫升，经常给他提供富钙食物，每天有 1～2 小时的户外活动，能接受到阳光照射的话，就不需要补钙了。

建议：

  如确实有缺钙表现者，可在医生指导下补充。

  鱼肝油和钙两者不一定要同时服用。一般鱼肝油可以在早上 9 点时服用，钙制剂一般在下午 3 点左右，也可在临睡前服用，这样能减少食物中的一些因素影响到钙的吸收。

哪些因素会影响钙的吸收

  促进钙吸收的因素：维生素 D、乳糖、饮食中适量的蛋白质和脂肪。

会抑制钙吸收的因素：

1. 食物中含草酸或植酸过多时，不仅食品本身所含钙不易被吸收，而且还会影响其他食品中钙的吸收，如菠菜、空心菜、苋菜、竹笋、毛豆、茭白、洋葱、草头等。因此在烹调这些蔬菜之前，可先将这些菜在沸水中烫一下，去除其中的草酸和植酸，连菜汤也不要给宝宝喝。

2. 脂肪进食过多时，消化后产生的游离脂肪酸在肠道来不及吸收，也容易与钙结合成皂片而随粪便排出，使钙的吸收减少。

3. 膳食蛋白质摄入过多时，会增加尿中钙的排出量。因此要注意合理的膳食结构，避免摄入过多的脂肪和蛋白质。

4. 膳食纤维摄入过多时，可与钙结合也会降低钙的吸收。因此宝宝应以细粮为主，适当吃些杂粮。

5. 凡充气饮料、各类茶饮料都会影响钙的吸收，要控制食用量及次数。

宝宝的智力"吃"出来

文／中福会国际和平妇幼保健院营养科 严之彦

每个妈妈都想让自己的宝宝聪明伶俐，所以都特别关注与宝宝大脑发育有关的食物。的确，食物中的某些元素可以影响宝宝的智力。孕妈咪快来学习，如何吃出个聪明的健康宝宝来。

铁

铁是人体中必需的微量元素，人体内铁的总量为4～5克，是血红蛋白的重要组成部分，人全身都需要它。铁主要依靠食物摄入，缺乏的话就会出现皮肤苍白，舌部发痛，疲劳或无力，食欲不振以及恶心，对健康有很大的影响：缺铁性贫血是世界卫生组织确认的四大营养缺乏症之一。

孕妈妈若有贫血，身体能力会明显下降，可增加宝宝的死亡率。铁缺乏可引起宝宝心理活动和智力发育的损害及行为改变。铁缺乏的早期，虽然还未出现贫血的症状，但宝宝的认知能力已经受到影响，而且在以后补充铁后也难以恢复。科学家通过动物试验表明，短时期缺乏可使幼小动物脑中铁含量下降。以后补充铁可纠正身体内的铁储存，但对脑中的铁含量不起作用。缺铁有一个特点是抗感染能力降低，并且会使人在寒冷环境中保持体温的能力受损。身体中缺少铁的话会增加铅的吸收，引起铅中毒。这两种原因都会使宝宝的智力受损。

铁一般以两种形式存在于食物中：一种是植物中的非血红素铁，它必须在胃酸作用下，还原成亚铁离子后才能被吸收。如果饮食中含有较多植酸盐、草酸盐、碳酸基，则可与铁形成不溶性铁化合物，铁的吸收就会减少。总的看来，植物性食物中铁的吸收率较低，动物性食物中铁的吸收率较高。但牛奶例外，是贫铁食物；蛋类中由于存在卵黄高磷蛋白，铁吸收率亦较低。为了防止缺铁的形成，日常膳食中应多搭配动物肝脏、动物全血、肉类、鱼类等。

多不饱和脂肪酸

宝宝的大脑发育离不开多不饱和脂肪酸。脂肪经消化后，分解成甘油及各种脂肪酸。根据结构不同，脂肪酸分为饱和脂肪酸和不饱和脂肪酸，其中不饱和脂肪酸又分成单不饱和脂肪酸和多不饱和脂肪酸两种。

孕妈妈平时听得最多的DHA和EPA就是ω-3多不饱和脂肪酸中对人体最重要的两种。EPA是二十碳五烯酸的英文缩写，具有清理血管中的垃圾（胆固醇和甘油三酯）的功能，俗称"血管清道夫"。DHA是二十二

33

碳六烯酸的英文缩写，具有软化血管、健脑益智、改善视力的功效，俗称"脑黄金"。

ω-3多不饱和脂肪酸，是由寒冷地区的水生浮游植物合成，以食此类植物为生的深海鱼类（野鳕鱼、鲱鱼、鲑鱼等）的内脏中富含该类脂肪酸。1970年，两位丹麦的医学家发现格陵兰岛上的居民患有心脑血管疾病的人要比丹麦本土上的居民少得多。格陵兰岛位于北冰洋，岛上居住的因纽特人以捕鱼为主，他们喜欢吃鱼类食品。由于天气寒冷，他们极难吃到新鲜的蔬菜和水果。就医学常识来说，常吃动物脂肪而少食蔬菜和水果易患心脑血管疾病，寿命会缩短。但是事实恰恰相反，因纽特人不但身体健康，而且在他们之中很难发现高血压、冠心病、脑中风、脑血栓、风湿性关节炎等疾病。无独有偶，这种不可思议的现象同样也发生在日本的北海道岛上。当地渔民的心脑血管疾病发病率明显低于其他区域，北海道人心脑血管疾病发病率只有欧美发达国家的1/10。在我国，也有研究发现浙江舟山地区渔民血压水平较低。其实问题就在于上述这些人的膳食中以鱼类为主，鱼类富含长链的不饱和脂肪酸，这就是他们长期保持心血管健康的原因之一。

TIPs: 多不饱和脂肪酸补脑作用大！

● 保持细胞膜的相对流动性，以保证细胞的正常生理功能。

● 使胆固醇酯化，降低血中胆固醇和甘油三酯。

● 降低血液黏稠度，改善血液微循环。

● 提高脑细胞的活性，增强记忆力和思维能力。

孕妈妈每周可以选择吃2次深海鱼来补充多不饱和脂肪酸，还可以选用橄榄油、茶籽油作为烹调用油。

锌

锌有许多重要作用，和孕妈妈及宝宝相关的：

1. 锌是人体中100多种酶的组成部分。这些酶在组织呼吸和蛋白质、脂肪、糖、核酸等代谢中起重要作用。

2. 锌是DNA聚合酶的必需组成部分。缺锌时蛋白质合成会出现障碍，可导致侏儒症、损伤组织愈合困难、胎儿发育受影响，进而使宝宝的智力发育迟缓。

3. 锌参加唾液蛋白的构成，锌缺乏可导致味觉迟钝，食欲减退，宝宝吃不下饭就无法摄入可以帮助大脑发育的食物，影响到智力。

4. 锌参加维生素A还原酶和视黄醇结合蛋白的合成。

5. 促进性器官正常发育，保持正常的性功能。缺锌可导致性成熟迟缓，性器官发育不全，性功能降低，精子减少，月经不正常。

6. 保护皮肤健康。缺锌时皮肤粗糙、干燥、上皮角化和食管类角化；伤口愈合缓慢，易受感染。

7. 维护免疫功能。根据锌在DNA合成中的作用，缺锌时导致免疫细胞增殖减少，胸腺活力降低。由于锌在抗氧化生化酶中的作用，缺锌将导致细胞表面受体发生变化。

锌在整个孕期中，最重要的作用是促进生长发育，它跟蛋白质直接作用于生长发育不同，锌是调节了DNA复制、转译和转录，与蛋白质的合成，细胞生长、分裂、分化的过程都有关。这个过程就是宝宝从最初的受精卵变成一个鲜活的小生命的过程，可以想象，在这个漫长的过程中，如果缺少了锌，使其中任何一个环节停顿下来，会是怎样一个可怕的后果。

富含锌的食物有：*动物肝脏、贝壳类、鱼、牡蛎、瘦肉、罐装鱼、硬奶酪、粗营养食物、坚果、蛋和豆类。*

蔬菜中也含有较小量的锌，并且也含有混合成分如肌醇六磷酸和草酸盐，而这两种成分能捆绑住锌，使其不能被身体充分吸收。谷物中的锌被发现主要存在于胚芽和麦麸这样的包裹物中，所以提纯和加工提炼会使食物的外层包裹物丧失殆尽，因而大量存于其中的锌就会丧失，只有少量的锌被保留下来。因此锌的总量减少。例如，提纯过的面粉将失去77%的锌，提纯过的大米会损失83%的锌，并且谷类的精加工会使原天然的未加工的粗糙谷物平均丧失80%的锌。谷物精加工的唯一益处是，它们的肌醇六磷酸含量降低了，而肌醇六磷酸是限制锌被身体吸收的物质。所以更多的锌实际上从加工过的面包和谷物里被身体吸收了。

孕妈妈应该从鱼、牡蛎、瘦猪肉、牛肉、羊肉等红色瘦肉、动物肝肾中补充锌，这样可以保证它的吸收利用率。

厨房秘笈

金枪鱼色拉

食材：金枪鱼肉100克，黄瓜、圣女果、球生菜各50克，低脂色拉酱2勺。

制作步骤

1. 金枪鱼洗净后蒸熟，待冷却后把肉撕开。

2. 用凉开水把黄瓜、圣女果、球生菜冲洗干净，切成小块。

3. 将所有原料用色拉酱拌匀即可食用。

营养功效：金枪鱼属深海鱼类，含有丰富的多不饱和脂肪酸，适合孕晚期妈妈。

葱油花蛤

食材：花蛤250克。

制作步骤

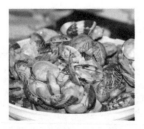

1. 花蛤用水浸养，待其吐尽泥沙，洗净。

2. 锅中倒2小勺油，放入葱段煸至香味溢出，再放入花蛤，加黄酒、姜片，炒至花蛤完全张开，撒些生抽即可。

营养功效：花蛤是贝壳类食物，含丰富的锌，适合孕妈妈补锌。

从变味的西红柿说起

文／上海交通大学附属儿童医院研究员　蒋一方

过去，美味的西红柿是许许多多家庭钟爱之物，生吃、炒蛋吃、蒸着吃、做酱吃，都鲜美可口，令人回味。而现在的西红柿，外面红得发紫，里面却发白、发绿、发僵，吃起来淡而无味。这是怎么回事呢？

一位保姆道出了真情：你们城里人吃的菜里打的农药、上的化肥多，西红柿的味都变了，吃多了没好处。她还说，在农村，自家吃的菜都不上农药化肥，上的是土肥，干净，有菜味。

"病从口入"，食品安全是生命健康的第一道防线。尤其是对年幼的孩子来说，他们正需要足够的热能和营养，来保证生长发育，并维持强的免疫力来抵御疾病。如果食品不安全了，就出了大问题。

养黄鳝的不吃黄鳝、养鱼的不吃自家大塘的鱼、种大米种菜的吃自留地上的米和菜。这些奇怪的社会现象说明，抗生素、催熟素、催红素、膨大素、瘦肉精等数以百计的化学物质，正掺入到我们每天吃的食物之中。我们老百姓怎么办？我们的孩子怎么办？这的确是个令人担忧和困惑的问题。

在此，给年轻父母们提供一些保证食品安全的可行方法。

减少农药残留，防止食物中毒的蔬菜清洗六法

一洗：蔬菜上的农药主要是有机磷类杀虫剂，难溶于水，须采用正确的清洗方式。

方法一：用流动的清水少量而多次清洗。适用于菠菜、生菜、小白菜等叶类蔬菜。

方法二：放在水中漂洗，一边排水一边冲洗，然后在盐水中泡洗一下，以彻底清除农药残留。适用于韭菜花等蔬菜。

二烫：用温水清洗或放到沸水中，水开后再煮2～5分钟，捞出后清洗一两遍即可。适用于芹菜、青椒、豆角等。

三削：先清洗再去皮。适用于冬瓜、土豆、黄瓜等蔬菜。进口水果外皮有蜡，也要削皮吃。

四泡：用水浸泡除毒，也可在清水中加入少量洗洁精，浸泡后再用清水洗净。适用于菠菜、小白菜、油菜等。

五存：将蔬菜保存15天以上，可使蔬菜中的农药慢慢分解为对人体无害的物质。

六涤：用洗涤剂清洗蔬菜。

食物选购的10项注意

●大小、颜色、气味或口味较为夸张的食品要少买。

●反季节的果蔬要慎买。

●价格比同类产品低许多的要慎买。

●食物要多样化，尽量轮着吃各类食品。

●商标、标示、品名及产地与名牌很相似、易产生混淆的食品要慎买。

●避免购买添加多种甜味剂、防腐剂及色素的食品，尤其是儿童食品。

●尽量买知名品牌的食品，尽量到大超市、大商场购买。

●看清食品标签，上面应注有：生产日期、保质期、配料表、厂名、厂址及产品执行标准。

●尽量购买标签上加贴了QS标识（即食品市场准入标识）的食品。

●有条件可以购买有机食品，尤其是孩子吃的食物，如有机大米、蔬菜或水果。让孩子每周过几天有机食物日。

吃葡萄不吐葡萄皮
——"全食物"概念与营养

文／上海交通大学附属儿童医院研究员　蒋一方

大地母亲为我们生产了各种各样的天然食物，如新鲜蔬菜、水果、海藻、菌菇、五谷、坚果，以及由这些天然食物喂饲长大的鱼类、禽类和畜类等。而一些加工食品，含有各种人工添加的化学物质，比如：香肠、腊肉、火腿、烟熏和罐头食品中含有防腐剂、色素、增鲜剂、增稠剂等；饼干、蛋糕、花生酱中添加了反式脂肪酸（植物黄油）；蜜饯中含有甜蜜素、防腐剂、色素、香精、糖精等。这些化学物质中有些对人体健康有很大的危害。因此，加工食品属于垃圾食品的一类。

大自然非常奇妙，纯天然的完整食物能提供丰富而完整的营养，所以我们要吃"全食物"，才能获得"全营养"。例如：白米、白面的营养及不上糙米、胚芽米和全麦食物。榨出来的新鲜果汁，比不上鲜果，因为少了许多不溶性膳食纤维。

全食物有两大特点
1. 全食物是一个完整的营养体

全食物除含有较多营养物质外，还含有较多的膳食纤维，对人体是有用的。所以，吃蔬菜，尽量根、茎、叶一起吃，营养才能丰富全面；吃水果，将可食部分，包括果皮、果肉、果核、种子等，用调理机（一种高质量的粉碎机）打成浓的全果汁状态，可以吸收到更完整的营养，包括平时缺少的微量元素，比如，西瓜白色的瓜瓢部分含有丰富的营养；葡萄也是如此，它的皮和核含有很多营养，可以抗氧化，预防心血管疾病。

2. 全食物是一个阴阳平衡体

各式的瓜类，许多人担心它们太寒，其实完整的瓜，皮和种子是热性的，瓜肉是寒的，一起吃就寒热平衡了。如，苦瓜是凉性的，其子是补气的。冬瓜，若把瓜瓢连子切下来，放进调理机中打成冬瓜子奶，再用它来煮冬瓜，风味更好，也可吃到更多营养，寒热也平衡了。南瓜子含锌，对孩子的生长发育有利，对男性前列腺非常好。南瓜连皮带子蒸熟，加热开水用调理机打成南瓜奶，瓜皮、瓜肉、瓜子的营养都吃到了。

完整、没有精制过的五谷杂粮的谷粒，不仅含有更丰富的矿物质和维生素，而且它是中性的。而精制白米却是酸性食物。精白米比较柔滑，咀嚼容易，唾液腺分泌少，因此长期食用会造成唾液腺堵塞，有人认为这与老年痴呆症有关。而糙米、胚芽米及五谷杂粮需要更多咀嚼。现在有些孩子从小不爱咀嚼，这会影响到孩子的语言发展，还会影响孩子的下颌及相关肌肉的发育，造成脸的下部比较窄小，影响美观。

新概念的完整食物，也值得我们关注。如把小麦种子浸泡，让它发芽，甚至长成小苗后，打成全食物汁水。它的营养更为丰富，分子更小，更容易吸收，台湾地区把这种水称作为"回春水"。也可以把水果、芽苗和坚果混合，用打成的泥做成"精力汤"，对维持强壮身体以及恢复健康都有益处。

当然，鉴于目前食品安全问题，只有采用有机食物来加工，才能真正获得全食物的完整营养。

重新认识蛋白质

文／上海交通大学附属儿童医院研究员　蒋一方

蛋白质是生命的基础，也是孩子生长发育必需的营养素，有极其重要的功能。缺乏蛋白质会导致孩子生长发育滞后，"阜阳奶粉事件"造成的大头娃娃，其主要原因就是奶粉中缺乏蛋白质。如何正确认识蛋白质，如何在生活中安排好蛋白质的摄入量，对每个家庭都有重要的现实意义。

● **蛋白质供应不是多多益善**

我们每天的饮食中，有些是呈酸性的食物，如大米、面粉类主食及荤菜；有些是呈碱性的食物，如蔬菜、水果、牛奶和豆制品。如果孩子摄入过多的动物性食品，可以造成酸性体质，孩子不仅抵抗力会下降，还会出现逆反心理。另外，摄入大量的蛋白质会加重肝脏和肾脏的负担。因此，供应蛋白质必须按照不同年龄儿童蛋白质的推荐量，并且要做到荤素合理搭配。

● **蛋白质有优差之分**

蛋白质经消化后可分解成为氨基酸。氨基酸有20多种，可分为必需和非必需两大类，其中有9种氨基酸是儿童生长发育必需的。如果一种动物性食物所含蛋白质中含必需氨基酸较多，而且它们之间的比例与人体相近，这就是优质蛋白质，反之就是质差的。人体每天所需蛋白质应有一半左右来自优质蛋白质。

含优质蛋白质的食物有：奶和乳制品、蛋、动物性食物、豆类及其制品。茶叶中含蛋白质很高，不过是差的蛋白质，很难被人体吸收利用。

● **蛋白质有互补作用**

假设把儿童需要的9种必需氨基酸，围成一个水桶。儿童每天从食物中吸收进来的必需氨基酸有多有少，因此造成水桶有缺口，一些必需氨基酸就会流失，不能全部被利用。常见的缺口是赖氨酸。米饭、面食中缺少赖氨酸，而豆制品和肉类中含较多；豆类中缺少甲硫氨酸，肉类中含量丰富。因此，把它们放在一起吃，就产生了蛋白质互补作用。比如，把红烧肉与豆腐干、鸡蛋、胡萝卜一起煮，不仅味道好，而且大大提高了蛋白质的利用率。

为了达到更好的蛋白质互补作用，应遵循3个原则。

1. 食物的生物学种属愈远愈好，如"动物性食物＋植物性食物"优于"单纯性植物食物的混合"。

2. 搭配的种类愈多愈好。所以要提倡食物多样化，荤素搭配、吃得杂一些为好。

3. 不要集中吃，要分散到三餐来吃。一餐吃得太多，白白浪费了许多蛋白质。早餐也应提供适量荤菜，如肉包子、菜肉馄饨、猪肝酱、原味烤肉或鸡蛋等。

● **蛋白质来源于哪些食物**

动植物性食物中都含有蛋白质。动物性食物含蛋白质量高、质好，如肝、蛋、瘦肉。大豆及其制品也是优质蛋白质的良好来源。鱼类脂肪多为不饱和脂肪酸，禽类脂肪约有一半是不饱和脂肪酸，畜类脂肪多为饱和脂肪酸，平时要鸡、鸭、鱼、肉轮着吃。超重的孩子应多食用鱼及禽类。

认识膳食纤维的两面性

文／上海交通大学附属儿童医院研究员　蒋一方

果冻是孩子们喜欢吃的零食，却也有报道因其堵塞气管而伤了孩子性命。其实，果冻的主要成分就是膳食纤维。我们对膳食纤维的认识走过一段弯路。

从"粗纤维"到"第七营养素"

在 20 世纪 70 年代以前，没有膳食纤维一说，仅称之为粗纤维。用以描述不能被消化、吸收的食物残渣，且仅包括部分纤维素和木质素。通常认为它对人体不具有营养作用，甚至吃多了还会影响人体对食物中的营养素尤其是微量元素的吸收，对健康不利。

70 年代之后，通过一系列的调查研究，特别是近年来，人们发现那些不能被人体消化吸收的"非营养"物质，却与人体健康密切有关，而且在预防人体某些疾病如冠心病、糖尿病、结肠癌和便秘等方面起着重要作用。此后，人们将"粗纤维"改称为"膳食纤维"，又称之为"第七营养素"，与其他六大营养素并立，成为我们生活中不可缺少的重要食物成分，并有"肠道清洁夫"的美誉。

水溶性 & 非水溶性

膳食纤维是一种特殊的、不能被人体消化的碳水化合物。根据其溶解度，可分为两种基本类型：水溶性纤维与非水溶性纤维。用榨汁机将水果或蔬菜榨汁，滤出的果蔬汁里含的是水溶性膳食纤维，而剩下的"渣"就是非水溶性膳食纤维。

水溶性膳食纤维：包括果胶、树胶、黏胶及少数半纤维素，存在于一些非纤维性物质中，比如我们吃的大麦、豆类、胡萝卜、柑橘、亚麻、燕麦和燕麦糠等食物。它可降低胆固醇的吸收及加快其排泄，并可让血液中的血糖和胆固醇控制在最理想的水平，还可以帮助糖尿病患者减轻高胰岛素血症和降低甘油三酯。

非水溶性膳食纤维：包括纤维素、木质素和一些半纤维，在小麦糠、玉米糠、芹菜、果皮和根茎蔬菜等中含量较丰富。它可增加粪便的体积，降低患肠癌的风险，同时可通过吸收食物中有毒有害物质，来预防便秘和憩室炎，并可以减低消化道中细菌排出的毒素。

适量食用最科学

既然膳食纤维的能耐如此了得，是不是我们可以大量食用呢？结论是，适量食用膳食纤维才是科学的。这个道理其实很简单，任何好东西，少了不行，多了也有害，如同蛋白质一样。

膳食纤维主要来源于植物性食物，建议平时可以选择食用全麦类面包、糙米、燕麦片，新鲜的玉米、红薯、南瓜以及各种蔬菜与水果。

不建议经常食用杂粮粥。因为膳食纤维可以与微量营养素结合，如锌、铁、铜等，会影响到对这些微量营养素的吸收，还会影响钙的吸收。而且已经证实，一些杂粮粥如玉米粥是高血糖生成指数食品，对超重肥胖儿童以及糖尿病患者并不适宜。

要获得足量的膳食纤维并不难，只要你做到：早餐包含全麦面包或黑面包、一小段新鲜玉米或红薯，再加上适量水果；正餐注意荤素搭配；不挑食不偏食；及时矫正不爱吃蔬菜和水果的不良习惯。

平衡膳食知识父母知多少

文／上海交通大学附属儿童医院研究员　蒋一方

想让宝宝获得全面均衡的营养，家庭平衡膳食是唯一的途径。平衡膳食是有特定含义的膳食，它要求能量和营养素的平衡与合理。家庭平衡膳食的组织并不容易，父母必须学习有关的营养知识，掌握其基本的组织原则和技巧。

1 儿童营养主要来源于每天的饮食。幼儿和学龄前儿童一般都采取三餐三点的饮食模式，全天有6次进食时间。儿童膳食应富有营养、易消化，且安全卫生。

2 平衡膳食的核心是合理的膳食结构。我们每天的饮食必须由5个营养性食品组构成：①粮食组，包括谷类及谷类制品，除大豆外的干豆类如赤豆、绿豆、芸豆、白扁豆以及薯类等。②蔬菜组：可分为绿色／深绿色蔬菜与橙黄色蔬菜两类。③水果组。④动物性食品组：包括禽畜肉、动物内脏、蛋类、鱼虾类及其他水产；⑤奶及乳制品、豆奶及大豆制品组。

注意，不能用一个组取代另一个组的食品，如蔬菜、水果不能互相替代；而且没有一个组的食物会比另一个组的食物在健康方面更重要。每一组的食物我们都需要，缺一不可。

3 4个原则保证膳食结构的科学合理。
● 食物多样化原则：儿童食谱宜广宜杂，以保证其获得各种营养素。人体需要的营养包括蛋白质、脂肪、碳水化合物、维生素、矿物质（包括微量元素）水及膳食纤维七大类，共40多种营养素。儿童每天摄食的品种宜保持在15～20种，食谱要经常翻新。

● 食物均衡性原则：按比例地吃各营养性食品组食品。2～13岁的孩子，提倡每天摄入：
　　1～2瓶牛奶，即220～440毫升；
　　1只鸡蛋，约50克，即1两；
　　75～150克禽畜肉或鱼，即1.5～3两；
　　100～400克蔬菜，即2～8两；
　　75～150克水果，即1.5～3两；
　　200～400克粮食，即4～8两；
　　糖和油脂适量。

每周还可提供1次动物肝脏、1次海带或紫菜组成的菜肴，以便给孩子提供较多的铁、碘和维生素A等。此外，三餐的热能分配要合理，饥饱要适当，要吃好早餐、吃饱中餐，避免晚餐吃得太多太丰盛。

● 适量原则：高能量食品组，即油脂和糖组，包括动植物油脂、各种食用糖、盐和酒类，过量食用会产生能量过剩或营养成分过多的问题。要严格控制每天总热量，对碳酸饮料、洋快餐、膨化食品要控制摄入量。

● 个体化原则：食物既能养人，也能伤人。父母要掌握日常食用的上百种食物的温凉性质。避免使内热孩子发生"火上浇油"，或虚寒孩子发生"雪上加霜"的情况。

4 落实用餐规矩也很重要。
在餐桌上，父母不可训斥孩子，并应带头品尝各种菜肴；进餐时要关掉电视机，不许孩子走动进食，但可播放轻松舒缓的乐曲，以营造一个愉快与专一的饮食氛围；掌握纠正孩子不良饮食习惯的对策；不要养成孩子吃零食的习惯；对有挑食偏食，或嗜好碳酸饮料、冷饮、甜食、重油、油炸食物及小包装休闲食品的孩子，父母应努力纠正他们的不良饮食习惯。

慧眼识"材"
——怎样为宝宝选择健康食品
文／上海交通大学附属儿童医院研究员　蒋一方

父母要练就一双"慧眼"，从市场上林林总总的食品中，为宝宝选择健康的食材，保障宝宝的健康成长。

1 新鲜的或天然的食品
包括：

● 新鲜的蔬菜、水果。
● 新鲜的禽鱼肉蛋、动物内脏。
● 大米、面粉、食用油料。
● 木耳、紫菜、豆类及坚果类如花生、腰果等。
● 新鲜牛奶以及乳制品，如各种酸奶和奶酪，豆类及其加工产品如豆浆、豆腐、豆腐干等。

父母应该知道的：

● 以上食品构成了孩子每天平衡膳食的5大类营养性食品组，属于健康食材。
● 新鲜食品分3个等级，"绿色食品AA级"，即有机食品，是最好的健康食品，因为它不含有化肥、农药、防腐剂、色素及转基因材料等；其次是"绿色食品A级"；一切食品均为"无公害食品"，这是食品的基本属性。

父母必须注意的食品安全问题：

● 在挑选新鲜食品时避免挑选个头过大、颜色过于鲜艳、有药味的。
● 反季节食品要慎购。

2 加工食品或方便食品
包括：

● 腌制食品，如香肠、咸肉、火腿、咸菜等。
● 用反式脂肪酸（氢化植物油）加工的方便面、饼干、蛋糕等。
● 油炸食品和烧烤食品。
● 碳酸饮料、蜜饯、膨化食品或小包装的休闲食品。
这些食品基本上属于垃圾食品类。

父母应该知道的：

对于这类食品，采取"坚壁清野"，绝对禁止宝宝吃的办法，其实并不明智。更明智的做法是限制食用次数或摄入量，同时告诉宝宝这类食品多吃对健康无益。从小多打"预防针"，可避免他长大后多吃乱吃。

3 保健食品
保健食品是由国家有关部门审核批准的特殊食品，它具有一定的保健功能。但要注意，原则上不建议父母自行为宝宝购买保健食品。

父母应该知道的：

不去矫正宝宝存在的不良饮食习惯，而指望服用保健品来补充宝宝需要的营养，这是本末倒置的办法。

宝宝如缺乏蛋白质，可以吃鸡鸭鱼肉等富含蛋白质的食物，而不是蛋白质粉；钙不足时，首先考虑摄入富钙的鲜牛奶、豆制品、虾皮等，而不是补钙剂；缺铁时多摄取动物肝脏、动物血、红肉等富铁食品。医生根据检查与化验结果，明确诊断为营养不良的宝宝，可以考虑采用某些合适的保健品，但保健品不宜长期服用。

为什么我们要吃**蔬菜** 文/秋 扬

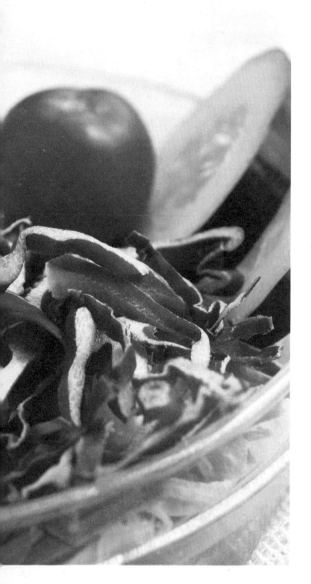

大自然提供丰富多样的食物，每样食物都有它自己的营养价值。吃各种各样的东西，能使我们获得各种各样的营养。

我们吃蔬菜，最主要是为了获得——膳食纤维、维生素和矿物质。

纤维素
——清洁肠道的海绵和扫帚

有的宝宝容易出现口角发炎、生疮，或大便秘结、肛裂等"上火"症状；而这种情况在经常吃蔬菜的孩子中是比较少见的。蔬菜中的纤维素是天然的通便剂，能清除肠道里的废物。千万不要小看了它。

● 纤维素在人体内像海绵一样吸收水分和多余的脂肪，增加排便量。

● 纤维素像扫帚，从上往下地清除肠道里的废物，让废物更容易地排出。

成年人摄取足够的纤维素可以帮助预防许多肠道疾病，降低肠道癌的发病率。孩子摄取足够的纤维素，可以预防便秘。

请注意：

1. 最佳的纤维素来自淀粉类的蔬菜（土豆、山芋等）和茄子、瓜类、豆类以及水果、粗杂粮和全麦面包等。

2. 去皮的蔬菜水果和精制的谷物会失去许多纤维，食物完整是获得纤维素的关键。

维生素
——人体的助手，使食物更好地发挥作用，身体充满活力

维生素不能直接给人体提供能量，却能让我们所吃的食物发挥作用。它就像身体的助手，使身体这台机器运行良好。譬如，宝宝快速地生长发育，需要摄入足够的铁质以预防贫血，但是，铁质的吸收就离不开维生素C的帮助，宝宝缺了维生素C，铁质的吸收就会大打折扣。宝宝每天摄入30～50毫克维生素C后，食欲不佳、生长迟缓等问题就会迎刃而解。

蔬菜给我们提供了多种维生素，给孩子吃不同种类的食物，就能确保孩子获得足够的维生素。

请注意：维生素片剂是需要医生处方的药物。

吃维生素片剂能治好许多成年人的疾病，但却不能随意给宝宝吃。不要自己买维生素给宝宝吃，哪怕是专供小儿服用的维生素片剂，也不能随便给宝宝吃。必须有医生的诊断和处方，才能给宝宝补充维生素。

一些维生素（A、D、E和K）可以储存在身体的脂肪里，如果孩子短时间内不吃蔬菜，他的身体里也还能维持其供应。维生素C和B则无法长期储存在体内，需要经常补充。

矿物质
——宝宝只需要一点点，但不可缺少

矿物质是调节人体正常生理功能不可缺少的元素。它不提供热能，但对孩子的身体健康影响很大。宝宝只需要一点点矿物质，但一旦缺少，就会影响生长发育。对生长中的宝宝来说，关系最密切的矿物质有钙、磷、铁、锌、锰、铜和碘等。

1岁以内宝宝吃蔬菜要量力而行

他们肠胃功能发育不完善，消化吸收的功能也比较弱，吃蔬菜不容易消化。
- 身体结实强壮的宝宝可以吃菜泥、切碎的嫩叶菜。
- 身体瘦弱多病的宝宝吃菜汤、菜汁为好。

尽量给宝宝吃新鲜的、天然的蔬菜
- 尽量让宝宝吃清淡的、新鲜的、天然的食品，培养健康的饮食口味。
- 尽量给宝宝吃天然新鲜、没有污染的蔬菜，不吃转基因蔬菜和食品。
- 市售的成品罐头蔬菜喂食方便，但其中维生素含量很少，不建议长期给宝宝食用。
- 成品的泥糊状食品易于吞咽，长期食用对锻炼宝宝的咀嚼能力不利。

适合宝宝的蔬菜

胡萝卜：营养丰富，纤维素含量高，润肠通便，蒸熟后变得很柔软，方便妈妈制作。喝配方奶的宝宝容易上火、便秘，经常吃胡萝卜可以改善症状。

绿叶菜：深色蔬菜的营养价值高于浅色蔬菜。

番茄：营养丰富，尤其是维生素C的含量高；加工制作比较容易。

土豆等淀粉类蔬菜：矿物质、纤维素等营养丰富，加工制作方便。

宝宝的辅食 "营养充足" 吗

文／上海交通大学附属儿童医院研究员　蒋一方

想让宝宝吃得有营养是所有父母的心愿。可是，很多家庭在给宝宝添加辅食时却常常出现一些误区。例如：

● 给3个月大的宝宝吃八宝粥。

● 认为杂粮好，就天天给宝宝吃。

● 为了补钙，早早给宝宝加了芝麻糊。

● 拿骨头汤给宝宝补钙。

这些错误做法，根源就在于对什么是科学喂养发生了理解上的偏差。在此专门来谈谈 "辅食添加的营养充足原则"。

从出生到1岁，就外观来看，宝宝的身高平均长了25厘米，体重平均长了7千克。实际上宝宝的大脑、内脏、肌肉、骨骼、神经系统，以及动作、智力等都有了很大的发展。因此，宝宝的生长发育，要求宝宝的辅食必须有充足的热能与营养。

"营养充足原则" 就是给宝宝提供的饮食在能量和营养素方面能保证充分满足宝宝不断生长的需要。辅食添加要注意奶量、钙元素、铁元素的供应和辅食质量（热量和蛋白质）等几个方面。

钙

● 母乳或配方奶是提供宝宝钙的主要来源，因此要保证供应足够的奶量。

● 母乳中维生素D含量不足，需要额外补充，而每天喝够750毫升配方奶的宝宝不需补钙和鱼肝油。

● 多让宝宝做日光浴，以获得维生素D。

● 宝宝6个月之前，一般不考虑断 "夜奶"，以保证提供充足的奶量。

铁

● 母亲怀孕时会把较多的铁储存在胎宝宝体内。宝宝出生后长到四五个月时铁就消耗殆尽，因此需要及时补充铁元素。

● 人工喂养满4个月时就要及时添加铁强化的米粉，而不是八宝粥、杂粮粥之类。同时提供富含维生素C的果汁如橙汁、苹果汁，帮助铁的吸收。

● 含铁米粉可吃到1岁。

● 动物肝脏、动物血或红肉都含较多的铁。

● 经常给宝宝吃杂粮，并不是正确的做法。膳食纤维会影响钙、铁、锌的吸收，并且由于增加了肠道的蠕动，也会减少能量的摄取。

热量与蛋白质

高质量的菜粥与烂面条，包括高汤、几种蔬菜、荤菜、熬熟的植物油和粥或面条，可满足宝宝对于热量与蛋白质的需要。

宝宝辅食常出现的质量问题是热量不足和蛋白质不足。

× 白粥加糖是造成蛋白质供应不足的常见例子。这样的宝宝可出现虚胖、抵抗力差、生长发育缓慢。

× 经常提供鱼虾等含脂量少的荤菜，是造成热能不足的常见例子。这样的宝宝可出现体重偏轻。

特别提醒：
辅食添加是一个过程，要随着宝宝的长大而变化。所以，父母要掌握不同月龄辅食添加的方法。任何延迟添加辅食、不按月龄添加辅食的做法都可能造成宝宝热量和营养不足。

宝宝餐盘里的鱼 文/安 安

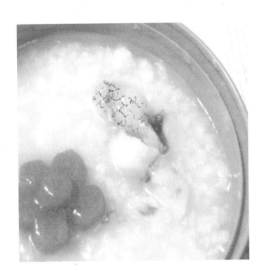

关于吃鱼的争议

吃鱼对宝宝的健康到底是好，还是坏？

● 营养学家们认为鱼营养丰富，应该多给宝宝吃，他们甚至觉得鱼吃得还很不够。

● 环境健康人士则说，吃鱼过多有可能引起体内血汞值升高，对宝宝的神经发育极为不利。

两种观点截然相反，使得妈妈们对此充满了困惑——怀孕期间多吃鱼到底好不好？该不该给宝宝多吃鱼？什么样的鱼才是安全的？

就目前的研究来看，深海鱼类富含 ω-3 脂肪酸，它能减少一些问题行为的发生，使宝宝具有更好的语言能力，甚至拥有更高的智商。同时，在几乎所有的海产品中都发现含有汞，若进食过多含汞量高的鱼，的确可能影响到宝宝神经系统的发育。

鉴于 ω-3 脂肪酸能促进宝宝大脑的发育，给宝宝吃鱼并无不妥。但是，汞的含量也需考虑，妈妈须为宝宝提供含汞量较低的鱼，并控制进食量。

TIPS

美国食品与药品管理局和美国环境保护署在一份公告中曾建议，哺乳中的女性、幼童要避免吃以下几种鱼类：剑鱼（swordfish）、鲨鱼（shark）、大西洋马鲛（king mackerel）和马头鱼（tilefish）。孕妇每周吃的鱼最多不能超过 340 克，给幼童的分量应该更小。如果每次进食分量较大，每周吃鱼次数就应相应减少。

妈妈要做半个"鱼类学家"

下面这些关于鱼的常识，是妈妈们需要知道的。

鱼体内的汞哪里来

自然界中原本存在的汞，会被生活在水

中的鱼类吸收。受工业污染的影响，流入溪流和海洋中的汞相对增加，它们会被鱼吸收，导致鱼体内的汞含量升高。

大鱼体内的汞多，还是小鱼的多

相比小鱼，大鱼位于食物链的高端，其体内汞含量的整体水平较高。这是因为大鱼的存活时间长，体内积累的汞含量也高，此外它们吃小鱼，所以小鱼体内的汞也会积累到大鱼体内。

妈妈在选鱼的时候必须注意鱼的身形大小哦！

汞含量低的海产品都好吗

并不是所有的海产品中都含有相同数量的 ω-3 脂肪酸。比如小虾和鳕鱼，汞的含量虽然低，但是相比其他海产品，ω-3 脂肪酸含量也比较低。

首选——大马哈鱼

大马哈鱼的汞含量较低，同时又富含 ω-3 脂肪酸，应该是安全的营养食品。青鱼、鲑鱼、沙丁鱼、罐装金枪鱼则通常含有中等含量的汞。汞含量最高的鱼是新鲜和冷冻的金枪鱼、鲨鱼、旗鱼、玉梭鱼和罗非鱼等，美国食品和药品管理局和美国环境保护署也对大西洋马鲛和马头鱼的高汞含量提出过警告。

小建议：可以做个汞测试

如果妈妈担心之前怀孕时鱼摄入过多已经影响了宝宝的血汞含量，可以为宝宝做一个汞测试。头发测汞的方法较简便也较直接。

对于那些在怀孕前和怀孕期间吃过很多鱼的妈妈们，做一个头发测试可以让她们放心，但专家并不推荐这种做法，因为如果妈妈们已经意识到问题的严重性，并避免了高

汞来源，体内的汞含量会随着时间的推移而下降。

宝宝餐盘里的鱼清清爽爽

从营养角度讲，鱼最宜清蒸和清炖，因为可以最大程度地保留营养，而且入口鲜美，宝宝一定喜欢。

尽量不要给宝宝吃油炸的鱼，因为食用油在进行高温处理时，会将油中的不饱和脂肪酸转化为饱和脂肪酸，饱和脂肪酸是形成心脑血管血栓和血管壁斑块的"原材料"。

海鱼刺少，河鱼刺多；鲶鱼刺少，鲫鱼刺多。刺较多的鱼，建议索性剔骨做成鱼柳、鱼丸、鱼松，或者干脆煮汤让宝宝喝。

小提醒

有的宝宝不宜吃鱼

1. 有出血性疾病的宝宝。如有血友病、血小板减少的患儿，应少吃或不吃鱼。因鱼肉中含有抑制血小板凝集作用的物质，容易使出血性疾病患者出血不止或加重病症。

2. 过敏体质的宝宝吃鱼时要格外小心。

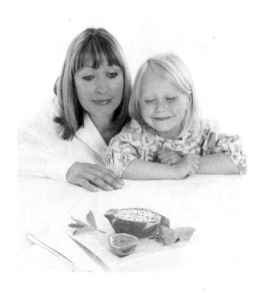

爱上食物天然的味道

文／上海交通大学附属儿童医院研究员　蒋一方

食物的鲜味，是食物本身天然的属性。但现代人一味讲究美味，追求口感，满足于感官的享受，而忽略了一个这样的事实：满足了口感，可能损害了身体的健康。请看下面的例子。

草莓夹心饼干，咬一口，便有一股草莓的香气沁入脾胃，让人吃得心满意足。事实上，这块饼干没有一丝一毫草莓的影子，是色素加上草莓香精满足我们的感官而已。谁都知道，新鲜的草莓酱不可能放那么久。

蓝莓蛋糕是如此充满诱惑：鲜亮的蓝色，带有汁水的"蓝莓酱"铺在蛋糕上，看到的人都会下意识地舔一下嘴唇。事实上，这块蛋糕里也没有一丁点儿蓝莓，用的不过是糖浆、色素之类的添加剂。

一块饼干，酥脆得无与伦比。在采用了高速摄影的电视广告中，你可以清晰地看到嘴咬的瞬间，饼干碎屑飞溅四溅。要达到这样的效果，饼干中一定要加入起酥油或明矾之类。前者是一种不好的脂肪，会降低人体内好的胆固醇水平，后者含有铝元素，吃多了有害孩子的大脑。

孩子爱吃超级 Q 的肉丸、鱼丸。日本一个长期参与研制食用弹力丸子的人，退休之后看到自己的小辈欢天喜地地吃丸子，后悔不迭。原来，这些弹性十足的丸子来源于无法出售的肉，再用 10 多种化学物质来加工，摇身一变成了孩子们的所爱。

一些本来非常健康的食材，如南瓜、芋头，饭店做成了南瓜饼、芋头卷，就成了油腻腻、甜滋滋的高热能食品，但吃起来却很美味。

此类例子比比皆是。一般来说，浓烈的口感于人无益。我们如果一味追求口感，就会在不知不觉中吞食许许多多本来不应该吃的化学物质，其中也包括摄入过多的盐、油和糖。

鲜艳的色彩、特别的口感以及浓烈的味道，在天然食物中并不存在。这仅仅是食品供应商在千方百计地满足消费者的口感的时候，人为造出来的。因为，商家抓住了人的口感就抓住了商机，满足了顾客的口感就能获得最大的经济利益。

为了孩子的健康，我们要让孩子从小爱上食物天然的味道——

● 不要让孩子从小接受浓烈的口味，尽量少提供加工食品。

● 选择天然的、新鲜的、安全的食物，尽可能自己加工、烹调。

● 努力提高烹任水平，使家庭食物变得多滋多味、营养美味。

美好的生活要有美好的口味，但不要人为的、过于强烈的口感。再见吧，虚假的口感！

吃饭不是大问题

你和宝宝到底

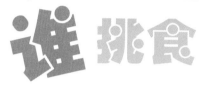

文／上海交通大学医学院附属新华医院　盛晓阳

很多家长都抱怨孩子挑食。

而挑食、偏食、拒食等确实是孩子常见的饮食问题。

所谓挑食，就是孩子对食物喜欢或不喜欢的激烈反应，对食物挑挑拣拣，厚此薄彼，只偏好有限的几种食物，甚至拒绝几乎所有的食物。

那么带有普遍意义的挑食究竟起源于哪里？如何预防孩子的挑食？父母面对挑食的孩子应该怎么办？

正确认识挑食

什么是"挑食"

挑食是指孩子偏好某一类或某几类食物，而拒绝其他食物，严重的甚至只吃几种固定的食物。长期的挑食会妨碍营养素的摄入，影响各种营养素之间的平衡。儿童期形成的"挑食"习惯不仅影响幼年时的营养状况，也影响成年后长期的健康，甚至妨碍正常的社会交往。

你可能会感到意外

最新的研究表明，挑食确实具有基因学基础，在基因与环境因素的交互作用下，才形成了孩子挑食的不良行为。与其他行为问题一样，环境因素是导致孩子挑食的必备要素，而家长自身的挑食、不正确的喂养方法则是导致孩子挑食的最重要的环境因素。因此，孩子挑食，家长应承担不少的责任。

不要谈"挑食"色变

请看几项调查报告的数据：

美国的一项全国性调查显示，在 4 ~ 24 个月的婴幼儿中，挑食行为随着年龄的增加而增加，从 17% 上升到 50%。

英国一项针对 30 个月幼儿父母的问卷调查显示，17% 的父母认为自己的孩子有挑食行为，其中 8% 的孩子挑食行为明显。

我国的相关报道表明，在 6 个月~ 3 岁的孩子中有挑食行为的在 17% 左右。

这些调查还告诉我们：

1. 挑食行为会随着年龄增长而有所改善，学龄前期是孩子挑食的高峰期。

2. 有挑食行为的孩子，体重增长明显缓慢，但挑食与真正的生长不良之间并没有很明确的关系。

3. 有挑食行为的孩子，其身高和体重或许略微落后于不挑食的孩子，但大都仍在正常范围内。

挑食存在着明显的"度"的差异

父母最担心挑食会使孩子营养素摄入不足，营养不平衡。那些长得比较瘦弱的孩子，父母经常归咎于孩子挑食；而实际上一些超重的孩子也有不少挑食的行为。一般只有比较瘦小孩子的挑食才会引起父母的重视。

其实，孩子"挑食"的表现是多种多样的，存在着明显的"度"的差异。

严重挑食的孩子——每天只吃几种固定的食物。

轻度挑食的孩子——可能是只吃荤菜不吃素菜，也有只吃素菜不吃荤菜，其中以不吃蔬菜更多见；有的只是不吃某一类食物，如不吃豆制品、不吃水产品；也有就只是不吃某一种食物，如不喝牛奶、不吃芹菜、不吃葱姜等等。

很多研究报告都认为，仔细记录了被父母认为的挑食孩子每天所吃的所有食物后，发现这些孩子的热能和各种营养素的摄入虽然相对少一点，但一般还是能满足营养需求的。这些孩子的体重增长稍慢一点，但绝大多数还在正常范围。

挑食是否真的影响了孩子的生长发育是因人而异的，需要专业的儿科医生和营养师的评估。

不良的饮食行为可能影响长期的健康

挑食的孩子由于长期偏好某一类食物或拒绝某些食物，形成不健康的饮食习惯，在儿童期可能没有任何生长不良的表现，或只是表现为略微消瘦和身高、体重的增长比较缓慢，甚至还有超重的。

在对肥胖成年人的回顾性调查中发现，这些体重超标的大胖子在幼年期居然也有挑食的不良饮食习惯。

49

被忽略的观点和现象

挑食可能会造成亲子关系紧张，孩子的社会适应能力不良

挑食影响孩子的营养，这已经为父母们所熟知，但还有一个不为父母所注意的问题，就是挑食会影响父母与孩子之间的亲子关系，也会影响孩子的社会交往能力，包括成年以后的社交能力。

孩子挑食，父母可能会采取纵容放任或强制逼迫的干预措施，而这两种措施都对孩子良好性格的形成产生不利影响。过分纵容放任，可能造成孩子唯我独尊，在吃饭上可以为所欲为，在其他方面当然也可以；而强制逼迫，则可能造成孩子的逆反，不吃是孩子最终的对抗手段，也有不少孩子在对抗家长的过分管制时就是以不吃饭作为要挟。因此，应对挑食的孩子，家长时常有黔驴技穷的感觉，甚或影响到与孩子的亲情融洽。

吃饭虽然是为了填饱肚子和获得足够的营养素，但它同时也是一种社会交往形式，对饮食的过分挑剔，会妨碍孩子在学校和成年后的同伴交往。

当家庭聚餐、外出就餐时，挑食孩子对食物的过分挑剔，常常让宾主尴尬。而幼儿园、学校集体午餐时，孩子的挑剔几乎让他没有任何食物可吃，容易造成同伴的疏远。即使长大成人，在各种聚餐的时候，挑食也是令他人十分尴尬的。

孩子挑食多半由父母喂养不当引起

挑食是人的一种先天本能

人类和其他灵长类动物都有天生的避免接触陌生食物的本能，这是进化过程中的一种自我保护能力，有助于避免食物中毒。婴儿对第一次接触到的食物大多是拒绝的，只有在反复出现、妈妈充分鼓励下才会慢慢接受。

人对某一类食物的喜好确实有一点的先天因素。美国费城曾经进行一项大规模的双胞胎对比调查研究，让妈妈记录下双胞胎孩子所吃的各种食物，研究人员对这些食物进行分类比较，发现同卵双胞胎相比异卵双胞胎更趋向选择同一类食物，而且男孩相比女孩更明显，而女孩更容易相对受到家里零食等的吸引。

挑食可能是食物过敏和食物不耐受的表现

少部分孩子反复拒绝某一种或一类食物，可能是食物过敏或不耐受。少数对牛奶蛋白过敏的孩子，早期表现就是拒绝喝奶。孩子因为无法表达，最直接的方式就是拒绝进食。

6个月的童童每次吃到鸡蛋就表现非常烦躁，又哭又闹，后又出现腹泻、皮肤发红疹，反复多次，妈妈不得其解。医生进行鸡蛋过敏的检测，发现童童确实对鸡蛋过敏。

挑食行为跟父母的关系
遗传角度

孩子对某种食物的过敏和不耐受存在着很大的遗传性，而最新研究初步确认了人类对食物的偏好存在着基因学的基础，因此从

遗传的角度来说，孩子挑食与父母有关。

家庭饮食偏好

父母和家人的饮食偏好影响孩子对食物的选择。不同地区人群对食物有不同的偏好，四川人爱辣、东北人爱咸、苏州人爱甜等，家庭环境对孩子的饮食偏好有很大的影响，尤其是在家承担主要购买和烹饪食物的妈妈，她的口味对孩子的影响更大。

我有一个大学同学一直不吃芹菜，后来架不住同学们的劝说和津津有味的示范，尝试之下觉得芹菜的味道真不错，深究后发现原来是她妈妈不吃芹菜，因此从小到大，她也就从来没有机会尝过芹菜的味道。

父母喂养技巧不足引起并加剧孩子的挑食

孩子接受一种食物需要多达 15 次以上的反复尝试，在这个过程中需要父母的耐心和鼓励。如果没有让孩子充分尝试，就轻易地认为孩子不爱吃某种食物，以后不再让孩子尝试，甚至不断地当着孩子的面诉说孩子不爱吃等等，进一步加剧孩子对这种食物的抗拒。此外，用强迫和恐吓等方法让孩子接受某种食物也往往是适得其反。

丹丹小时候不太爱吃鱼和虾，在妈妈的努力下，好不容易让丹丹开始吃鱼和虾。后来外婆住到丹丹家后，每次吃饭时都会念叨，"丹丹爱吃肉不爱吃鱼"，结果丹丹还真的是越来越不愿意吃鱼了。

父母对食物挑挑拣拣，孩子更容易出现挑食

孩子对食物的喜好，很大程度上受环境的影响，特别是父母对食物的态度。父母对食物挑挑拣拣，孩子也更容易出现挑食。如莉莉妈妈为了减肥，限制自己不吃很多食物，耳濡目染，莉莉也开始拒绝各种食物。

有报告说，妈妈不吃或少吃蔬菜和水果，其青春期的女儿往往也不愿意吃蔬菜和水果。

我给父母的建议

1 不同口味的刺激能拓展孩子的味觉

一定要让孩子从小尝试各种不同的口味。

孩子出生时已经能辨别不同的口味。新生儿出生几个小时内，在他们口中滴入甜、酸、苦、咸的液体，孩子就会对不同的口味有明显不同的表情。最喜欢甜味，尝到甜味后会嘟起小嘴，并出现吸吮的动作；最讨厌苦味，整张脸都会皱起来，很痛苦的表情。

出生早期不同口味的刺激对孩子以后食物口味的选择有很大的影响，甚至妈妈怀孕期间对食物的选择也影响孩子对食物的喜好。有些有趣的研究，如让妈妈在孕期每天饮用一定量的胡萝卜汁，孩子出生 6 个月时，给他们尝试胡萝卜汁，结果相比妈妈孕期没有饮用胡萝卜汁的，孩子明显表现出对胡萝卜汁的喜爱，几乎没有不愿意尝试的，一口气喝下的量也更多。孩子出生早期就经常尝试酸性饮料，以后也就更容易接受水果、蔬菜。因此在孩子 4 ~ 6 个月刚开始添加辅助食品的时候，一定要注意让孩子多尝试各种不同的口味，过迟添加辅助食品和过分单一的辅助食品都容易造成挑食和偏食。

2 好奇探究、反复尝试是孩子的天性

妈妈的耐心很重要，不要轻言放弃。

孩子接受某一种食物，都要经过一段时间的反复尝试。刚接触糊状和半固体食物时，婴儿的舌头有反射性地往外推的动作，似乎很不喜欢吃。其实，孩子接受一样新的食物需要尝试15～20次。但是，一般妈妈只尝试5～6次后就会放弃。

不止新口味的接受需要反复尝试，不同质地的食物也同样需要尝试，从流质到半流质、糊状、半固体、固体，每一种食物形态的变化，对孩子来说都是一个适应和学习的过程，妈妈要耐心，并要给孩子充分的鼓励。

对于孩子来说，整个世界都是新奇的，都需要探究一番。孩子对待食物的态度与对待玩具是一致的，他需要去尝试、需要去探究，在不断地尝试和探究中，才会最终明白，这是好吃的。

喂奶意味着什么？

文／楠山

通过看妈妈的脸、听妈妈的声音，宝宝体验着被关注、被关爱的感觉。

妈妈喂着宝宝，与他轻轻说话，抚摸他头，宝宝体验到的是爱。宝宝知道，他能够信任和依赖妈妈。

这个信任将是孩子今后漫长的人生道路中建立健康人际关系的基础。

宝宝肚子饿了，立马张开嘴巴大哭。宝宝就是用这样的方法跟大人提要求的！

妈妈轻触宝宝的脸颊，宝宝就会自动把头转过来并开始做吸吮的动作。宝宝知道，用这个办法和妈妈交流，能得到他想要的东西！

吃奶的时候，妈妈搂着宝宝，注视宝宝的眼睛，轻声细语地跟宝宝说话，这是很舒适的感觉，宝宝喜欢这样跟妈妈亲近。

很快，宝宝就学会了不用太心急，学会了等待。别小看这一点，它的前提是宝宝信任了妈妈！

这个喂奶过程告诉我们，妈妈喂宝宝的时候，所提供的不仅仅是必要的营养，还有让宝宝感到放心的安全感和信任感。

喂奶让宝宝学到什么

吃饱了奶,宝宝不再饥饿,平静了下来,有了"闲情逸致"来关注其他更重要的事情——认识周围的世界。

通过看妈妈的脸、听妈妈的声音,宝宝体验着被关注、被关爱的感觉。妈妈喂着宝宝,并与他轻轻说话,抚摸他的头,宝宝体验到的是爱,宝宝知道能够信任和依赖妈妈。

这个信任将是孩子今后漫长人生道路中建立健康人际关系的基础。

当宝宝明白他和妈妈的交流是成功的——饿了→哭了→妈妈来了→喂他喝奶→让他感到舒适了——这个过程将鼓励宝宝跟妈妈做更多的交流,帮助他理解事物的因果关系(我哭,妈妈来),从而进一步理解这个丰富多彩的世界。

你应该做到

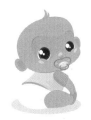

❋ 及时回应宝宝"哭的呼唤"。

❋ 喂奶时温柔地与宝宝说话。

❋ 唱歌给宝宝听。你唱得不好,也不用害羞,无论如何,宝宝最
    喜欢的就是你的声音。

❋ 经常轻轻抚摸宝宝的头和身体,让他体验温柔与关爱。

你应该知道

❋ 婴儿是很好的倾听者。1个月时,他们就能够把声音与声源联系起来,他们最喜欢的声音是人的声音。你应该多和宝宝闲聊,什么事情都可以,"我们把湿尿布拿掉。""宝宝饿了,我们吃什么呢?"但要记住,如果你说话时宝宝把头转向一边,他可能表示"我需要安静"。

❋ 最初2个月,婴儿的视线所及只是喂奶时他与你脸之间的距离。把玩具放在这最佳视线位置,尽量找那些黑白和颜色明亮的玩具。和宝宝谈话时,慢慢从一边移到另一边,让宝宝的视线追随你的声音。

❋ 保护宝宝的头颈部。新生宝宝的头部占了身体的大部分比例,而且颈部肌肉尚未充分发展,宝宝的头还是软软的。抱起或放下宝宝时,一定要托扶好脖子和头。要确保婴儿车的角度能使宝宝头部舒适。

让宝宝平卧,用玩具逗引宝宝,在他的视线里来回移动,逗引宝宝注视,移动眼睛,运动头部,以此来锻炼他的颈部肌肉。

来自日本的辅食添加攻略

编／子 一　资料提供／华东师范大学出版社《优雅人生的开端》

添加辅食是婴儿断奶前的一个阶段。从出生3～4个月开始，单纯的母乳喂养已无法满足婴儿所需的营养。父母要一边关注宝宝的大便情况和喂养方法，一边逐步过渡到添辅食阶段，切忌勉强和激进。

1 准备期
3～4个月

沐浴后，用调羹或奶瓶喂少许凉开水或烧熟的蔬菜汁，鲜榨的苹果汁、橘子汁可用白开水稀释后用来补充水分。

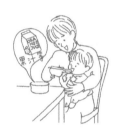

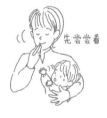
先尝尝看

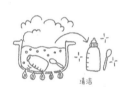
清洁

这个时期是宝宝开始适应母乳以外的味道以及适应调羹和奶瓶的时期。家长可以先尝尝看，确保温度适宜，再喂宝宝。调羹和奶瓶要注意消毒。

TIPS：

★ 添加蔬菜汁、水果汁时，最好一样一样尝试，如有过敏反应，可以及时确认并停止食用。

★ 往蔬菜汁和水果汁里加些水，以免宝宝养成重口味的习惯。

★ 先给宝宝喂淡淡的蔬菜汁，过一阵再喂水果汁，不然，宝宝吃惯了甜甜的果汁，会对蔬菜汁敬而远之哦！

★ 家长在尝试食物温度时，要另外拿个调羹，千万不能用宝宝的调羹，以免交叉感染。

❷ 断奶初期
5 ～ 6 个月

宝宝体重达到 7 千克时，就可以开始添加辅食了。把米汤、煮烂的蔬菜弄碎后用调羹喂给他。这时宝宝还不能很好地吞咽，食物可能会从嘴里漏出来。可以给宝宝戴上围兜以防弄脏衣服。

用调羹喂的时候，用手托住宝宝的下巴，轻轻地把脸往上抬，这样嘴巴和食管就成了一条直线，食物就很方便喂进去了。

宝宝食后 2 ～ 3 小时开始排便。大便的颜色会随着食物的不同发生变化，这并非异常。宝宝身体不舒服时会出现软便、发酵臭以及排便间隔短等症状。

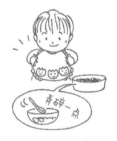 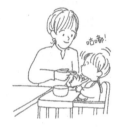 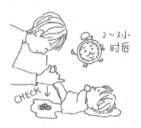

❸ 断奶中期
7 ～ 8 个月

宝宝逐渐适应吃辅食之后，可以吃的食物一下子多了起来。食物的软硬和大小以宝宝的牙龈和舌头能弄碎的程度为宜。

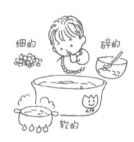

❹ 断乳后期
9 ～ 11 个月

10 个月开始准备断奶。用练习杯、吸管来进行喝水练习。

到了断奶后期，宝宝开始把食物或饮料含在嘴里，一点一点吞咽。

宝宝把食物放进嘴里后，妈妈跟他说："嚼呀嚼。"

宝宝用手抓食物吃时，妈妈不要责骂，最为重要的是保护宝宝对吃饭的兴趣。可以用毛巾将宝宝的手、餐桌、地板擦干净。

宝宝开始玩食物了，妈妈就对他说："吃好了吧？"然后结束吃饭。

宝宝在可以按照自己的意识来控制嘴的动作后，会故意把食物吐出来，以观察家长的反应。

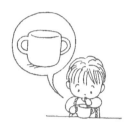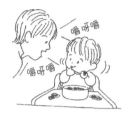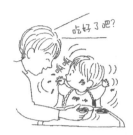

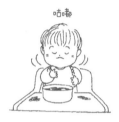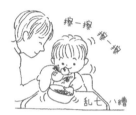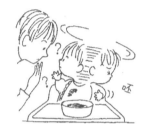

TIPS：

★ 当宝宝把食物吐出来，拿一拿、抓一抓、捏一捏时，爸爸妈妈也别太在意，那是宝宝
在探索新事物呢。如果你一味阻止，反而容易激起宝宝的好奇心，会强化他的这种表现。
如果你的态度再强硬一点，还会打击他吃饭的兴趣。

5 结束期
12～15个月

煮得软软的蔬菜，清淡的鱼肉都可以给宝宝吃。如果宝宝
不喜欢硬的食物，可以弄碎后喂给他。调味料的添加要严格控
制，盐、糖不能过量。1岁以后可以开始喝牛奶。

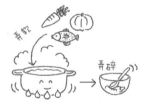

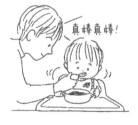

宝宝开始关注家长是怎么吃饭的，希望自己拿着调羹或者
叉子吃。但他吃不好，经常会把食物弄洒了。这时候，妈妈应
添把手，帮助宝宝把食物顺利地送到嘴里。

CASE：

妞妞马上要上幼儿园了，爸爸妈妈为了不让她输在起跑线上，想尽办法把妞妞送进了一所示范级幼儿园。本想任务完成了吧，可以好好松口气了，没想到妞妞一进幼儿园就极度不适应，不会自己吃饭，等着老师喂；不会上厕所，有时不敢叫老师就尿裤子了；不会自己入睡，非要老师抱着拍才能睡觉……

体验 "自食其力" 的
成就感之快乐吃饭

文／徐 媛

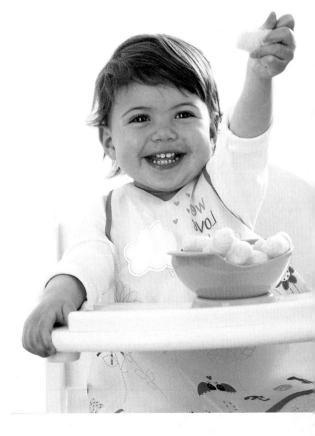

3岁以下的小宝宝也要"自食其力"？没错！很多家长都小瞧了宝宝的学习能力，习惯于事事包办。当宝宝在家时这种事事包办的缺点不太明显，而等到宝宝离开家庭开始集体生活，比如入园时，问题就会一下子爆发出来。就像案例中的妞妞，不仅会给老师增添很大的负担，自身也会产生害怕幼儿园的心理。甚至即使在家长的坚持下逐渐适应上幼儿园，妞妞也可能因为事事不如别人而产生自卑心理，影响其身心健康发展。

因此，适时培养宝宝的生活自理能力是非常必要的。注意，在这一点上绝不能"揠苗助长"，在宝宝能力不及时硬要他学会某件事，反而会造成反作用。早也不行，晚也不行，怎么办？别着急，往下看！

训练月龄：12 ~ 18 个月
季节：不限

满周岁后，是让宝宝"自食其饭"的实际诱导期，而其中 12 ~ 18 个月，又可视之为"黄金诱导期"。因为在这段时间里，宝宝的手、眼协调能力迅速发展，若给予适当的引导，则会有事半功倍的成效。还有一种说法认为，这段时间宝宝对自己拿匙吃饭最有兴趣，也最容易学会。过了关键时期，他会失去兴趣。

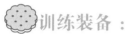 **训练装备：**
儿童餐桌椅、婴儿碗（匙）、儿童罩衣

* 儿童餐桌椅

餐桌椅很有必要，让宝宝和大人一起坐着吃饭，和让他单独练习吃饭效果完全不同。宝宝最本能的学习方式就是模仿大人，只有身临其境，才能激发宝宝学习模仿的兴趣。另外，购买餐桌椅不要光图漂亮，简洁易清理非常重要，因为每吃完一顿饭，椅子上会布满饭粒。最好再准备一块可重复利用的塑料布铺在餐桌椅下，否则，就等着在地板上到处捡饭粒吧！

* 婴儿碗（匙）

有专门的吸盘碗出售，这种碗可以固定在桌子上，以免宝宝打翻。也可以选择安全无毒的婴儿专用塑料碗，最好选择知名的品牌。劣质的塑料遇热会释放有害物质。

* 儿童罩衣

小围兜是远远满足不了需求的，最好购买几件里面有塑料隔层的儿童罩衣，除夏季外就餐时都可以使用。这样就大大减少了洗衣服的次数，宝宝也会更自由，因为大人总忍不住会提醒"不要把新衣服弄脏"。

训练过程：
忍耐、忍耐、再忍耐……

中国的很多宝宝都是需要喂才肯吃饭的，数不清的家庭会上演喂饭大战，大人捧着碗追在宝宝身后跑，喂下一口饭就好像取得莫大的胜利。一天又一天，宝宝把吃饭当成负担。宝宝为什么这么不爱吃饭呢？因为他感受不到吃饭的乐趣，追根溯源，他错过了感受自己动手吃饭乐趣的机会，而这个机会，往往是被大人剥夺的。

兴趣比干净更重要

家长当然不会故意剥夺宝宝的成长机会，他们只是耐心不够，当宝宝半天舀不到嘴里一口饭时，当宝宝不小心打翻碗弄得一片狼藉时……这样那样的时候，家长总会忍不住出手，制止宝宝的"捣乱"行为，干起大人认为最重要的事——喂饭，把宝宝喂饱，生怕他饿着。宝宝的模仿和探索欲就这样被一步步抹杀，直到他们认为吃饭是天下最讨厌的事，毫无乐趣。如果你不想日后上演喂饭大战，那么请在宝宝还有兴趣探索的这个时期，忍耐，忍耐，再忍耐，放手让他去享受自己吃饭的乐趣。否则，干预到2岁多时，他已经对吃饭毫无兴趣了。

准备方便舀的食物

给宝宝准备一些小块的方便用汤匙舀的固体食物，比如煮得软软的胡萝卜、西兰花等，如果他忍不住用手抓着吃，也没关系，记得饭前把手洗干净就行。很多宝宝爱吃黏黏的粥胜过于饭，黏粥用汤匙舀起来也方便。为了省事，可以一次煮一锅，等凉下来后，分装到一个个的小保鲜袋里，然后放到冰柜里速冻起来。每次要吃的时候，只需取出一份，然后用微波炉解冻，加热即可。因为是速冻，营养损失较少。

训练原则：
好习惯是坚持出来的

在宝宝吃饭的问题上，全家人的态度一定要保持一致，先建立好统一战线。有些宝宝就是不肯好好吃饭，其实道理很简单，肚子饿了一定会吃饭。问题是现在的宝宝没有饿的机会，家长也不会舍得让宝宝饿着。如果这个头没开好，没有养成固定吃正餐的好习惯，那么往下就是恶性循环。

1 好习惯起初都是要靠坚持的，最忌随意打乱。例如，妈妈说不能随意给吃零食，爸爸转手就把饼干、饮料递给宝宝，只因为他哭闹不休。在培养好习惯方面切不可如此"心软"，宝宝都是极聪明的，一次妥协他便能记牢。必须从刚学习吃饭那天起就培养宝宝良好的进食习惯。

2 大人不要在宝宝面前议论某种食物不好吃，某种食物好吃，以免造成宝宝对食物的偏见。这可是挑食的前提，几乎所有的宝宝都会认为爸爸妈妈认为不好吃的东西一定不好吃。尤其接下来是他们模仿欲超级旺盛的一年。

3 培养良好的进餐习惯。如饭前、便后要洗手；吃饭时不要大笑，以免食物呛入气管内；不要拿着食物和餐具到处跑。不注意小细节，便会有大的安全隐患。被食物噎住，拿着筷子跑伤到自己的案例并不少。

4 宝宝进餐时间不宜过长，绝不能养成边吃边玩，边吃边看电视的习惯。可以允许宝宝吃完饭后先离开饭桌，但不能拿着食物离开，边玩边吃。这样他才会明白，吃和玩是两回事，要分开来做，否则不安全，也不快乐。另外，饭前半小时不要给宝宝吃零食，尤其不要吃糖果、巧克力等甜食，以免影响食欲。

当然，这个"自食其饭"的诱导期只是多数宝宝发育的平均时间段，不能绝对照搬。每一个宝宝都是一个特殊的个体，发育有早有晚，爸爸妈妈可以参考我们的训练时间点，结合自己宝宝的发育情况选择个性化的养育方式。有些时间点，一旦错过，补救非常难，比如宝宝对吃饭的兴趣，一旦被扼杀，吃饭就成为大难题。请爸爸妈妈仔细观察，对宝宝耐心，再耐心！

吸吮是孩子出生后先天带来的本能，但是吞咽和咀嚼却需要后天的训练。如果缺乏有规律、有计划的咀嚼能力的训练，对于宝宝未来的进食习惯、营养吸收以及牙齿发育都会有影响。

宝宝咀嚼能力的分龄化训练

文／王玉玮

很多人以为，宝宝与生俱来就有吞咽和咀嚼的能力，所以到了一定阶段自然而然就会吃东西，不需要特别训练或者培养，其实，这样的观念不完全正确。

吸吮是孩子出生后先天带来的本能，但是吞咽和咀嚼却需要后天的训练。咀嚼的完成，是需要舌头、口腔、牙齿、面部肌肉、口唇等配合，才能顺利将口腔里的食物磨碎或咬碎，进而吃下肚子。所以，咀嚼能力是宝宝整个口腔动作长时间且经常性的练习使用才能达到的能力。

如果家长没有积极训练宝宝的咀嚼能力，并忽略提供各个阶段不同的辅食，等宝宝过了1岁之后，家长就会发现宝宝因为没有良好的咀嚼能力，而无法咀嚼较粗或较硬的食物，有可能造成营养不均衡、挑食、吞咽困难等问题。

另外，宝宝的口腔肌肉功能得不到锻炼，还会影响面部、口腔肌肉的发育，而牙龈和牙齿没有得到适当的挤压和锻炼，发育和排列也容易受影响，可能会齿根不牢固或者牙列拥挤，而且舌头、嘴唇等口腔器官的灵活性也会受影响，阻碍宝宝的语言表达能力的发展。

其次，如果一直给宝宝吃加工得特别细腻的食品，营养成分流失严重，容易造成营养吸收不良。

所以，从宝宝4个月大开始，父母就要特别注意训练宝宝的咀嚼能力，利用添加辅食的时机，适时、适当地供给一些有硬度的食物，帮助婴儿乳牙的萌出，又兼有训练咀嚼能力的作用。

4~6个月 整吞整咽阶段

4个月以后，宝宝的吸吮及吞咽液体食物的动作已成熟，可以顺利喝进乳类食物，而不容易流出来。此阶段开始，宝宝的舌头也变得较灵活，他会尝试利用舌头及口腔的动作，将嘴里的糊状食物或果汁进行吞咽，不过，动作还是很不协调，有时会把食物推出来或是只吃进去少量的食物。

训练重点

建议从 4 个月大开始（如果有过敏体质可从 6 个月大开始），妈妈就要开始给予宝宝糊状或泥状等乳类之外的食物，让宝宝有机会训练口腔的动作。为了配合宝宝的嘴巴大小，建议妈妈使用小型、材质安全且较浅的汤匙来喂食。果汁或菜汤类的食物，妈妈可以用小汤匙来喂食。

刚开始，宝宝或多或少会将食物顶出或吐出，妈妈不用灰心，也不要太心急，只要每天尝试着喂给宝宝吃，就会发现宝宝吃进食物的概率越来越高。

到了 6 个月大左右，妈妈可以准备一些小磨牙饼干，让宝宝自行抓握、塞进口中，帮助宝宝训练手眼协调的能力。

> 辅食形态多为流质或半流质，如：米麦粉糊、苹果泥、果汁、菜汤、合适的磨牙饼干等。

7～9个月　舌碾期

7 个月大的宝宝有的已经开始长牙了，这个时期宝宝的咀嚼及吞咽能力会较前一个阶段更进步，宝宝会尝试用牙床进行上下咀嚼食物的动作，而且宝宝主动进食的欲望也会增强，有时看到别人在吃东西，他也会做出想要尝一尝的表情。

训练重点

妈妈可以提供更为多样化的辅食，并让辅食的形状较 4～6 个月大时更硬或更浓稠些。还可以提供宝宝一些需要咀嚼的食物，以培养宝宝的咀嚼能力，并能促进牙齿的萌发。

如果宝宝已长牙，也可以提供宝宝一些自己手拿的食物，例如水果条或小吐司。

因为长牙，宝宝可能会觉得不舒服，如果给宝宝一些磨牙饼干、烤馒头干等稍有硬度的辅食，通过咬、啃这些食物，刺激牙龈，帮助乳牙萌出，也可缓解宝宝的出牙不适，并能避免宝宝咬妈妈乳头的现象，同时也及时地训练了宝宝的咀嚼功能。

> 辅食的形态为半流质或半固体，如：菜泥、较粗的果泥、水果条、面包片、豆腐与稀饭等。

10～12个月 咀嚼期

这个时候，宝宝已经长出 4 ～ 6 颗牙了，咀嚼能力及口腔动作更加协调，宝宝会尝试先咬碎或咬断食物，再进行简单咀嚼的动作。此阶段开始，宝宝能否好好地咀嚼食物，对于牙齿的发育也有影响，适当的咀嚼可以刺激乳牙的生长，增进下颌、脸部肌肉的发育。

训练重点

宝宝的辅食已渐进到成人化的阶段，不过，原则上，不易消化或太油腻的食物还是不适合让宝宝吃，可以选择成人食物中较软、较易咀嚼的食物。

除了大人帮忙喂食之外，还要培养宝宝自己进食的能力，妈妈不妨为宝宝准备一个防水围兜以及一把适合抓握的小汤匙，让宝宝自己舀食物来吃，这样还能训练宝宝手眼协调的能力以及自理能力。

三餐可以辅食为主，牛奶为辅，一天提供 3 ～ 4 次辅食和 2 次牛奶。

妈妈要开始训练宝宝改用水杯喝水，最初可先用装有吸管的水杯，慢慢再改为一般的鸭嘴杯。

> 辅食形态以半固体或固体为主，如：软面条、蔬菜粥、肉粥、肉泥、蒸蛋与煮烂的青菜等。

12个月以上 咀嚼强化期

过了 1 岁，宝宝已经慢慢可以处理成人食物，同时越来越善于利用牙齿。另外，这个阶段宝宝会很愿意模仿大人的行为，妈妈不妨常常做示范动作，提醒宝宝要把食物咬一咬、嚼一嚼，让宝宝能够顺利地转换到一般的正餐食物。

训练重点

妈妈可提供给宝宝长条的水果、煮过的蔬菜段或稍硬的饼干，让宝宝习惯吃固体的食物。只要宝宝愿意，可以提供大人食物给他，不过，还是要观察一下宝宝的消化吸收反应。到 1 岁半左右，宝宝就能吃完全和大人一样的食物，只是有些食物需要帮宝宝切成合适的大小或块状，但不要切得太细。最好开始让宝宝学习自己进食。

平时可提供宝宝一些训练或刺激口腔动作的玩具，例如小喇叭、哨子等，也可以教宝宝吹纸片、泡泡等。

> 辅食形态以固体为主，可给予宝宝易消化的各类食物，如：鱼肉、白饭、切成段的青菜、切成块的水果等。

宝宝喂养的"传言" VS "事实"

文／王玉玮

关于宝宝喂养的问题，会有很多道听途说的"经验"，这个说鸡蛋营养最集中，那个说鱼肉营养最丰富，新手妈妈常常会不分青红皂白地盲目跟从，一一照搬。这些传言到底哪些没道理，哪些要适度，且听我一一拆解……

1 鸡蛋富有宝宝生长发育最需要的高蛋白质，所以给宝宝多吃鸡蛋有好处！

事实上 以6个月前的宝宝为例，他们的消化系统还未发育成熟，鸡蛋中的白蛋白经过肠壁直接进入到血液中，可能会刺激体内产生抗体，引发湿疹、过敏性肠炎、喘息性支气管炎等不良反应。另外，过多吃鸡蛋会增加消化道负担，使体内蛋白质含量过高，引起血氨升高，同时加重肾负担，容易引起蛋白质中毒综合征，发生腹部胀闷、四肢无力等不适。

1岁至1岁半的宝宝最好只吃蛋黄，每天不能超过1个；1岁半至2岁的宝宝隔天吃1个整鸡蛋，待2岁以后才可每天吃1个整鸡蛋。

2 鱼松营养丰富，口味又很适合宝宝，应该多给宝宝吃。

事实上 鱼松中的氟化物含量很高。假如说宝宝每天吃10～20克鱼松，就会从鱼松中吸收氟化物8～16毫克，加之从饮水和其他食物中摄入的氟化物，每天摄入量可能达到20毫克左右。人体每天摄入氟化物的安全值只有3～4.5毫克，如果超过了这个安全范围，氟化物就会在体内蓄积，时间一久可能会导致氟中毒，严重影响宝宝牙齿和骨骼的生长发育。

妈妈平时可把鱼松作为一种调味品给宝宝吃一些，但不要作为营养品长期大量给宝宝食用。

3 动物肝脏很有营养，含有丰富的维生素A，宝宝可以多吃。

事实上 肝脏是排毒器官，血液中的大部分有毒物质都会进入到肝脏，因此动物肝脏中的有毒物质含量要比肌肉多出好几倍。除此之外，动物肝脏中还含有特殊的结合蛋白质，与毒素的亲和力较高，能够把血液中已与蛋白质结合的毒素夺过来，使它们长期储存在肝细胞里，对健康有很大影响。其实，动物肝脏只需很少的量，就可获得大量的维生素A，并储存于肝脏。

未满1岁的宝宝每天需要1300国际单位的维生素A，1～5岁每天需要1500国际单位，相当于每天吃动物肝脏12～15克即可。

4 给宝宝补充维生素和矿物质，多多益善。

事实上 虽然维生素和矿物质对婴幼儿十分重要，然而也不能给宝宝过量地摄入或滥用，否则会对宝宝身体产生不利影响，造成的危害有维生素A、D中毒等。维生素C对人体有许多益处，但长期大量服用，血浆中维生素C的浓度一直处于饱和状态，幼儿容易产生草酸盐尿。

现在市场上有许多专为儿童配制的口服营养补剂，含有大量的维生素、脂肪、蛋白质及糖类，具有较高的营养价值，但也不能长期过量服用，否则会造成消化不良，发生腹胀、腹泻等症状，反而阻碍了小儿的生长发育。

5 母乳不足时，可以用鲜牛奶代替配方奶粉喂养2岁以内的宝宝。

事实上 对宝宝来说，除母乳外的其他乳汁，如牛奶、羊奶，都有不可避免的缺陷，如牛乳蛋白中的酪蛋白太高，不利于宝宝消化，牛乳本身蛋白质、钙、钠、钾等的高含量又与宝宝未成熟的肾脏能力不相适应。

2岁以内的宝宝最好选用配方奶粉，尽量不喝鲜奶。

6 辅食添加对宝宝的发育来说更重要，从4个月开始，就要立即添加辅食。

事实上 国外很多专家主张如果母乳充沛，可到6个月之后再添加辅食，这样对宝宝更安全，可避免宝宝出现食物过敏现象。

辅食添加要掌握以下原则：逐渐由1种食物过渡到多种，不能在1～2天内加2～3种，以免宝宝消化不良或对食物过敏；添加过程中，如果出现消化不良或过敏症状，应停止喂这种食物，待恢复正常后，再重新从少量开始；如果仍出现过敏，应暂停食用，并向医护人员咨询；宝宝患病或天气炎热时，应暂缓添加新品种，以免引起消化不良。

7 如果宝宝不喜欢吃蔬菜，可以用豆制品代替，因为豆制品就是蔬菜。

事实上 豆制品可视作荤菜，里面的主要成分是植物蛋白，并没有蔬菜所富含的维生素和粗纤维。所以平时不能把豆制品当成蔬菜，食用豆制品之外还是需要食用一些蔬菜。

8 如果遇到宝宝便秘，最好是吃些香蕉、麻油，可以帮助消化。

事实上 吃这些并不管用，最重要的是养成孩子良好的排便习惯，最好的办法就是逐渐固定宝宝的排便时间。因为食物消化到达大肠的时候，大肠的主要功能是蠕动，将食物残渣排出体外，如果食物残渣滞留在大肠中时间越长，那么水分就被吸收得越彻底，大便会越干燥。香蕉之类的食物也只是增加食物残渣，并不会对缓解宝宝便秘有所帮助。

只有养成每天排便的习惯，把食物残渣及时排出体外，才能真正缓解大便干燥便秘的问题。

9 零食有害健康，宝宝吃了这些垃圾食品，会影响生长发育。

事实上 零食不等同于垃圾食品，高热量低营养的食品才是垃圾食品。而对于一些有营养的零食，建议在不影响正餐的情况下，可以给孩子适量摄入，补充体内营养成分。特别是身材瘦小的孩子，最好下午或晚饭后给他吃些零食，如坚果类、乳制品类。

10 牛奶 + 鸡蛋是最好的营养早餐，宝宝平时的早餐有这两种就可以补充所需的营养。

事实上 营养均衡的高质量早餐一定要包括 4 个部分：谷物、动物性食品、乳类、蔬菜或水果。包含其中三部分的早餐为中质量早餐，只包含一二部分的属于低质量早餐。谷类食品，如馒头、面条、稀饭等，对孩子的身高发育有着很重要的作用，蔬菜和水果则可提供宝宝一上午的维生素供给，所以要给宝宝营养均衡的早餐。

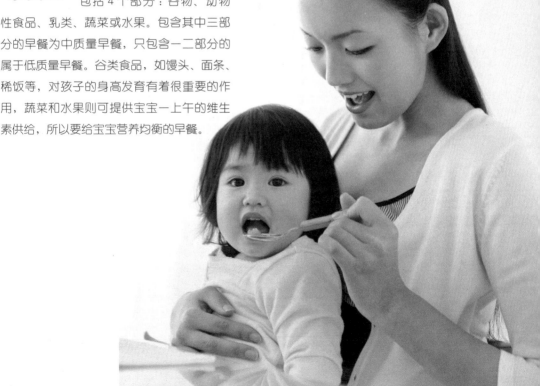

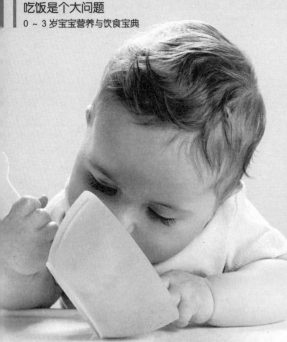

"我家宝宝胃不好，老是腹泻。"有妈妈这样抱怨。

医生说："胃不好，是因为宝宝的胃肠道发育不成熟，消化酶活性差，营养需要相对多，使胃肠道负担加重。当食物的量和质的变化超过了宝宝胃肠道的消化及吸收能力，或受了凉，就会发生腹泻、呕吐、食欲减退等问题。"

因此，需要针对宝宝的情况，调整饮食，正确喂养宝宝。

妈妈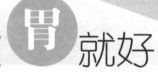得好 宝宝胃就好

文／复旦大学附属儿科医院教授　时毓民

消化不良——饮食调理

母乳喂养的宝宝

当宝宝腹泻、呕吐时不要停止喂奶，可以适当减少奶量，缩短喂奶时间，并延长喂奶的间隔时间。哺乳的妈妈应低脂饮食，喂奶前多喝水，使奶稀释而易于宝宝消化。

人工喂养或混合喂养的宝宝

宝宝腹泻时，不要添加新的辅食品种。宝宝腹泻较重时，应停止喂奶，禁食6～8小时。在禁食期间可喂宝宝胡萝卜汤、焦米汤、米汤及苹果泥。胡萝卜汤的热量较低，脂肪含量少，还含有果酸及维生素，可使大便成形。苹果纤维较细，对肠道刺激小，低脂并含有果酸，有收敛作用。

已断奶的宝宝

可以吃山药粥、蛋花粥、烂面等，但是量要比平时少。

Tips：若宝宝尿少、口渴、唇干，应口服补液盐或糖盐水。

4 款调理消化不良的中医食疗方

 香姜脱脂奶（适用于 3 个月以上有消化不良腹泻的宝宝）：取丁香 2 粒，姜汁 5 毫升，脱脂奶 250 毫升。将姜汁、脱脂奶及丁香同放锅内煮沸，去丁香加少许糖饮用。可温胃，有止吐止泻作用。

 萝卜子粥（适用于 8 个月以上宝宝的伤食性腹泻）：取萝卜子 10 克，粳米 50 克。先将萝卜子炒至香熟，然后研成细末。将粳米加水煮粥，再加萝卜子末调和食用。萝卜子有理气和助消化的作用。

 豆蔻粥（适用于 1 岁以上宝宝的腹冷、呕吐、虚泻）：取豆蔻 5 克，生姜 2 片，粳米 50 克。将豆蔻捣碎研末将粳米加水煮沸后加生姜及豆蔻末煮成粥食用。有温胃、消食作用。

 神曲萝卜麦芽汤（适用于 1 岁以上宝宝因吃面食过多引起的腹胀、腹泻）：取神曲 20 克，炒萝卜子 10 克，炒麦芽 10 克。将以上三味加水煮 20 分钟饮用。

食物过敏——预防在先

　　根据调查，在儿童中对食物过敏的患病率为 3.5% ～ 4%。大多发生在 6 岁以下，尤其 4 ～ 6 个月为高发月龄段，因为一般此时开始添加辅食。约 90% 的过敏是由牛奶、蛋清、小麦、花生、黄豆引起的。其中对花生过敏最严重，持续时间也最长。

防过敏的对策

1 **母乳**是最少引起过敏的食物，且能满足 6 个月内宝宝的全部营养需求，所以母乳喂养可大大减少过敏发生率。

2 **科学添加辅食**，给宝宝添加辅食要先素后荤，由少到多，由细到粗，由稀到稠，循序渐进。首选的辅食应是水果、大米、蔬菜，这些食物很少引起过敏，在宝宝 4 个月后就可尝试。到 6 ～ 7 个月时才开始加鱼、肉等荤菜，为断奶做准备。每增加一种食品，需要一个适应过程，然后再尝试加新的食品，这样可以及时发现宝宝对哪一种食物过敏。每一种食物用量都不宜过大，因为过量的单一食物也会诱发过敏。

3 一般说，**煮熟的食物**引起过敏反应会较少，因为含有蛋白质的食物经煮熟后蛋白质的结构被改变，使其不具有过敏性。如拿罐头鱼给通常对鱼过敏的宝宝吃就不会引起过敏。但对花生过敏的宝宝则应避免食用任何熟花生，因为花生的变应原（过敏原）不会因加热而发生改变。

4 **对牛奶过敏的宝宝**，随着年龄增长，过敏程度会逐渐降低，所以在6个月后可喝少许牛奶，以了解是否过敏，若无过敏可以逐渐增加奶量，一般很少有到2岁后还对牛奶过敏的情况。

5 **有食物过敏史的妈妈**在妊娠和哺乳时应避免食用过敏食品。若宝宝对母乳也过敏，则需喂水解蛋白婴儿奶粉。注意，这些宝宝添加固体食物的时间也需延迟到6个月以后。

咀嚼不够——分龄训练

　　锻炼咀嚼能力也可以保证宝宝的胃肠健康。这一点，会被大人忽略，但如果咀嚼能力不足，会增加胃肠道的负担。一般认为，只要有上下咬的动作，就表示宝宝咀嚼食物的能力已初步具备。4～6个月是训练宝宝咀嚼吞咽的最佳时期或称敏感期，7～9个月时宝宝的咀嚼动作是有节奏地协调，大约在1岁时这种能力就成熟了。

　　Tips：添加辅食后，宝宝可能会有恶心的表现，甚至会把除液体外的其余食物都吐出来。这时，妈妈不要轻易放弃，而应坚持每天用勺子喂他吃半固体和固体食物。

4～6个月 没有牙齿。处于**整吞整咽期**：宝宝还没有萌出牙齿，可以喂稀糊状辅食，为了训练宝宝的吞咽能力，一定要用勺子喂。

6～8个月 牙齿刚开始萌出。处于**用舌捣烂期**：用磨牙棒、磨牙饼、咬牙胶等训练咀嚼能力，可以喂厚糊状辅食，可以尝试多种食物。

8～10个月 上下门牙都有萌出，咬合初步形成。处于**门牙切碎期**：喂软水果、厚粥、烂面。在喂水果、馒头、面包等时，要切成刚好可以入宝宝口的大小，能让宝宝自己拿来吃，训练宝宝用门牙切碎食物。

10～14个月 门牙出齐，但是没有磨牙。处于**牙床咀嚼期**：虽然还没有长出磨牙，宝宝已经有意识地在咀嚼食物了，会开始用牙床嚼烂食物。此阶段，辅食不需要做成泥糊状，在烂饭、面条里配上碎肉、碎菜等，还可以给宝宝吃小馄饨。

14～18个月 第一对磨牙萌出，向成人过渡，磨牙已经形成咬合。处于**可咬碎较硬食物期**：宝宝可以吃跟成人一样的米饭、面条，菜不用切得非常细。

1岁宝宝吃多少才算够

文／安琪

宝宝刚满1岁，食欲暴跌，或者突然间，他吃东西变得很挑剔，吃了几口就把头转向一边；或者在吃饭时，宝宝坚决不肯坐到桌子跟前来。这是怎么回事？遇到这种情况，妈妈是否应该想方设法给宝宝多吃些有营养的东西呢？

其实，在了解这种变化的原因之后，妈妈们就不用着急了。说白了，宝宝此时的生长速度变慢了，现在，他真的不需要这么多食物了。

宝宝每天吃多少

1岁的宝宝，每天需要4184焦耳的热量，用于成长、生命能量和营养的需要。妈妈请注意，这4184焦耳是一日三餐和两顿零食的热量总和哦。

由于1岁宝宝的饮食习惯尚未建立，吃饭问题可能令妈妈十分头疼，你家的宝宝很可能——

● 今天按时按量吃东西，明天却极不配合。

● 早饭时，宝宝吃了很多东西，但这一天的其余时间却一口不吃。

● 连续3天，宝宝只吃自己喜欢的那一样东西，之后的日子里却一口都不再吃这种东西。

● 某一天他吃了4184焦耳的东西，在接下来的几天里却吃得比这多或少了。

爸爸妈妈要了解，以上看似头疼的问题都是正常现象。因为1岁宝宝的需要是不断变化的，宝宝每天吃多吃少，与他的活动量、生长速度和新陈代谢有关。

普遍存在的错误做法

为了保证宝宝获得均衡的营养，爸爸妈妈将进餐当作一场比赛。宝宝不吃，妈妈端着碗追着喂；宝宝爱吃虾，外婆天天剁虾泥给他吃；宝宝贪玩拒食遭训斥，常常哭着吃完一餐饭。

专业建议

首先需要明确一点：宝宝拒绝你为他准备的食物，并不是在拒绝你。

进餐"比赛"中，大人们努力地让宝宝多吃，宝宝也的确可能会多吃一点，但这样做换来了什么？宝宝会对面前的食物越来越挑剔，只选择自己想吃的。所以，尽你最大的可能，为宝宝提供多样的口味吧。

如果宝宝午餐时拒吃每一样东西，你可以留下他的盘子等他饿时再吃。但是，不要允许他以甜食和蛋糕来代替吃饭。因为如果这样做的话，他获得的热量较高，但缺乏维生素和矿物质，而且会对营养的饭菜更没胃口。

宝宝饮食的2大注意点

宝宝的健康体魄来自日常的均衡饮食。1岁以后，宝宝可以"进口"的食物更多了，他需要从下面4类食物中获得基本的营养——

1. 肉、鱼、家禽、蛋。

2. 乳制品。

3. 水果和蔬菜。

4. 谷物、马铃薯、米饭、面包、面条。

注意：胆固醇和脂肪不可少

在设计1岁宝宝的菜单时请记住：胆固醇和其他脂肪对于宝宝的成长和发育非常重要，这些东西不应该被限制。1～2岁时，一半的热量应该来自于脂肪。四五岁时，可减少到三分之一。

注意：食物的味道和大小

宝宝1岁时，需要的奶量比以前少了，他将会从固体食物中获得热量。此时，宝宝应该可以尝试大人吃的食物，但是有几点需要特别注意——

● 要确保食物不烫嘴，因为宝宝可能会一口吞下小勺里的食物。

● 不要给宝宝吃加了很多香料、盐、黄油或糖的食物，这些添加的味道会妨碍宝宝体验食物天然的味道，且有害健康。

● 确保你给宝宝的任何食物都被捣碎或切得足够小，方便咀嚼和吞咽。不要给他吃瓜子、花生、整颗的葡萄、樱桃蕃茄（除非是切开的）、整个或大块的热狗、香肠、糖（包括软糖和果冻）。

● 确保宝宝吃饭时，是坐在固定的座位上，或者有大人在旁边监护。边吃边跑或边吃边说话，都会增加宝宝被噎的危险，很早就要教会宝宝"讲话之前，先把嘴里的东西咽下去"。

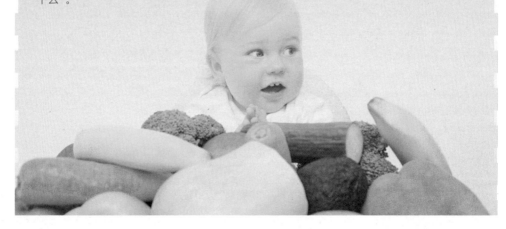

让女儿爱上蔬菜

文／于利青

我从来没有想到，让女儿吃菜是这样困难的一件事情。她特别喜欢吃饭，菜一点都不吃，我就把菜放在她的饭里，没想到她把菜都挑了出来，连一点菜渣都不放过，小手捏着菜叶举到我的面前，说："菜，不吃，给妈妈吃。"仔细分析原因，女儿不爱吃菜可能和她长牙晚、添加辅食晚有一定关系。女儿体检时，被查出营养不全面，我意识到事情的严重性，决定务必让她爱上菜。

怎样让宝宝爱上蔬菜呢？在此，我把这些小经验和其他妈妈一起分享。

方法 1 颜色吸引

我买了很多蔬菜放在桌子上，花花绿绿的看起来很漂亮。小姑娘一下子就被色彩鲜艳的蔬菜吸引了，手里拿着萝卜说："红萝卜，吃。"没等我推销，她居然主动说要吃了，真让我高兴。我趁热打铁，马上把萝卜做好喂她吃。她吃了一口，表情很难受的样子，好像要吐出来。我赶紧自己吃了一块大萝卜，说："味道真好啊，红萝卜又好看又好吃。"她看看我，又勉强吃了两口。虽然，女儿只吃了这么两块萝卜，但是相比连一片菜叶都"容不下"的情况，真是有长足的进步啊。

方法 2 不同形状吸引

为了吸引宝贝的注意力，我买了一些工具，把蔬菜加工成不同的形状，有的是三角

形的，有的是月亮形状的，有的是条状的。吃饭时，我问她："小涵，你想吃哪一种啊？"她会笑着说："要吃月亮……"孩子总是有很强烈的好奇心，吃了月亮还会想知道别的形状的菜是什么味道，因此，总能多吃很多菜。但是，这个方法也不能天天用，不然孩子对这些熟悉了，又会失去兴趣的。

方法 3 环境影响

吃晚饭时，我会把女儿抱在身边，即使她还是不肯吃菜，也好让她感受一家人一起吃饭的欢乐氛围。有时，我们故意用很夸张的语气说："菜真好吃啊，妈妈真爱吃。"见她没反应，我接着说："你看，爷爷也爱吃，奶奶也爱吃，大家都在抢着吃菜呢，菜都要被吃光啦。"爷爷奶奶也是重要的配角呢，他们立即配合我的语境，做出大口吃菜的样子。我希望用那种满足的表情感染她。这招很有用，女儿见大家都抢着吃，急切地说："我吃，我吃。"我趁机把一勺菜放进她嘴里，在我们的鼓励下，她又要了第二口，真好，今天她吃了不少菜。真是小有进步啊，我要继续坚持。

方法 4 做游戏——找菜吃

我想，任何一个成人都不会喜欢被强迫的感觉，小孩子也是一样的。所以在吃菜问题上，我对女儿也没有采取强迫政策。又是晚饭时间啦，我把烧好的菜先藏起来，告诉

女儿："小涵，今天我们要做个游戏，妈妈已经把菜藏起来了，你找找在哪里呢？谁先找到，并且先放进嘴里，才能吃。找不到就没有吃咯。"这下子，女儿可来了精神，找起来比我还快，就这样在不知不觉中吃了不少菜，大家在一旁偷笑。

与女儿的斗智斗勇是一个长期的、反复的斗争，但是，女儿在这个过程中渐渐熟悉了菜的味道，开始主动吃菜了，这对一个母亲而言，是无比欣慰的事情。现在，虽然女儿喜欢吃的菜种类还比较少，但是，慢慢来吧，只要把这种斗智斗勇进行下去，就一定会有所斩获的。

父母心态好，宝宝吃饭好

文/金 泽

不能让用餐时间变成父母和孩子意志力较量的战场。

我家宝宝不肯吃饭！为这事，父母发愁，父母发火，父母一次次咨询、反反复复琢磨。我们通常在孩子身上找原因，道理、方法、对策、妙招一大堆，可是，宝宝依然我行我素，吃饭兴趣低低。

换个思路，是否该在父母自己的心态上找找原因？

宝宝3岁前，父母十分在乎孩子的营养

不论胃口好不好，孩子3岁前，父母通常特别关注他的饮食，操心吃什么、什么时候吃、怎样吃。因为3岁前孩子各方面都特别弱小，父母最大的期待就是孩子能快快

长大，于是吃就变得很重要了。不吃和少吃，意味着营养不够，孩子就可能会长得慢、长得不好。一旦父母担心孩子的营养不够、不均，那么亲子关系就会因此而变得复杂和紧张起来。

父母自信满当当，孩子应该吃这些，应该吃这么多。可是，孩子有血有肉有主张，他根本不肯照单全收。"还是喂吧，这样宝宝可以吃多一点"，父母软硬兼施要宝宝再吃一口，宝宝则叫着哭着就是不答应，饭桌变战场。

2岁孩子的发育速度变慢了，胃口相应变小是正常的；3岁孩子贪玩好动，吃饭没兴趣也是难免的。父母最好意识到，这些是正常

状态，不要再为孩子吃得不够多而烦恼。

想要宝宝吃好，
父母心态要调整好

对一个2～3岁的孩子来说，只要他愿意吃，吃得开心，就是"吃饭好"。多吃一口，少吃一口，并不重要。如果宝宝玩弄饭碗里的食物，把它们丢到地上，这就说明他不饿，不妨撤走饭碗。

宝宝不饿时硬要他吃，只会把事情搞糟。绝对不能让用餐时间变成你和宝宝意志力较量的战场。这个年龄段，父母如何处理吃饭问题会影响到孩子一生的饮食态度。一个从小需要通过哄骗或是强制喂食的孩子，以后可能会面临长期的饮食问题。

父母应该把注意力从"宝宝吃什么"转移到"宝宝怎样吃"上来。换句话说，不追求吃的量，而讲究吃的好习惯。

请牢记：吃饭应该是快乐而放松的。对孩子的一生来说，培养他拿着勺子自己吃饭的独立意识，比多吃半碗饭要重要得多。

教孩子自己吃

孩子2岁大，就可以开始和父母一起坐在饭桌上吃饭了。虽然他吃饭动作笨笨，食物洒一地，时时用手抓，翻汤倒粥，对此，父母最好忍住满肚子的不爽，坚持让孩子自己吃。

很多父母不喜欢看到孩子吃饭弄得乱七八糟，为了省事就选择了喂，有的父母则不时地纠正孩子的用餐动作和礼仪。这些对孩子都是一种压力，让他感觉吃饭不是一件轻松愉快的事情，慢慢对吃饭没了好感，甚至拒绝吃饭。

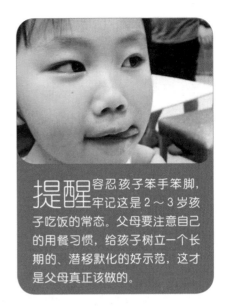

提醒 容忍孩子笨手笨脚，牢记这是2～3岁孩子吃饭的常态。父母要注意自己的用餐习惯，给孩子树立一个长期的、潜移默化的好示范，这才是父母真正该做的。

掌握几个小技巧

● 孩子努力自己吃东西，该赞美他。

● 给孩子的食物少一点，吃完再添，双方开心满意。

● 给孩子的食物最好切小块，方便孩子用手拿着吃。

● 给孩子的食物最好黏稠不易泼洒，方便孩子用勺舀送人嘴。

● 给孩子的餐具最好是不易摔破的碗和略深的盘子，方便孩子用勺舀，食物不会被推出餐具。

● 孩子的杯子最好底厚稳固不易倒翻，装入的水和饮料不要超过杯子的一半，这样孩子通常不会把水和饮料洒出来。

● 万一孩子洒出食物，不要大声责备，父母大发雷霆，孩子吃饭肯定不开心。说声"哦呀"，再让孩子和你一起收拾干净吧。

● 在孩子的座位下铺上一大张塑料纸或者报纸，在孩子身上围一个防水围兜，可减轻你的清洁负担。

餐桌上的"人性化"

文／上海交通大学附属儿童医院研究员　蒋一方

宝宝要长大，"吃"是第一件大事。吃什么当然很重要，而如何让宝宝愉快地吃，如何解决进餐中的各种问题，也同样重要。

只要喂进去，就是好的吗

在喂养方法上，家长们有个常见的认识误区。先来介绍一下我在门诊中遇到的几个实例吧。

A.男婴，8月龄，平时由外婆和姨婆照顾。为了让不爱吃饭的宝宝吃进去，每次喂食时，姨婆都会将他抱紧，让他动弹不得，然后外婆将配方奶或辅食硬塞进去。一天中每次进餐，宝宝都要受到如此的待遇。

从这个神情呆滞、动作拘谨的宝宝身上，我读出了硬塞的恶果。

B.女孩，1岁多，对餐桌上的食物毫无兴趣，爱吃烤鸡翅、薯条、薯片、糖果和各类膨化食品，蔬菜和主食吃得很少；喝的是充气饮料，从不喝白开水。小女孩体形消瘦、脸色差、经常生病。

她妈妈凡事都顺应孩子的要求，把爱孩子变成了宠孩子。这种"爱"恰恰忽视了孩子快速生长发育所需要的各种营养素和热量。

C.男孩，1岁半。小男孩不爱咀嚼，奶奶为了解决他的吃饭问题，买了一个食物粉碎机，将饭菜用机器粉碎后放入一个大针管里，让他张大嘴，随后将食物推进他嘴里。由于缺乏咀嚼，小男孩下颌发育差，胃部经常不适，食欲不佳。

上述例子的共同特点是：家长以让孩子吃进东西为根本目的，而不管孩子是否愉快，营养是否充足，孩子的胃受得了还是受不了。虽然这几个例子比较极端，但与此类似的情况比比皆是。

科学育儿要"人性化喂养"

科学育儿，除了要根据宝宝不同月龄提供相应的食物外，非常重要的是要讲究喂养的方法。

"孩子是人不是物，孩子也有情感。"孜孜以求"喂进去"的家长往往会忽视了这一点。我们要大力提倡的是"人性化喂养"，又称"应答性喂养"，即对孩子在喂养中的表现或出现的问题，父母要做出正确的应答，它包括——

● 经常与宝宝有目光交流，善于用好言好语提出要求，宝宝吃得好即表扬。

● 宝宝吃得不好时，不埋怨、不批评，不当面总结其缺点，而应多鼓励。

● 给宝宝细心加耐心的指导和行为示范。

● 尊重宝宝的饥饱信号，不强求宝宝吃完奶瓶或碗里的所有食物。

● 宝宝出现挑食偏食行为时，父母一次也不能放松。

● 平时要与宝宝进行肌肤的抚触，营造浓浓的亲子氛围。

一日三餐巧安排

文／周彦妮　专业支持／Weight Watchers 慧优体

一个善于理家的女性，一定也善于打理自己的一日三餐。

通过合理安排，可以让自己吃得既营养，又吃出苗条而充满活力的身段。

听，宝贝在自豪地向小伙伴介绍："看，那是我妈妈，我妈妈好看吧！"

吃多少

一个会吃的聪明妈妈，一定要知道一天最恰当的进食量。

一般来说，一个想要"吃"出苗条身材的普通女性，根据不同的体重、身高，每天的棒点预算基本在 40 左右。过高会超重，过低则会持续饥饿反而容易大吃引起反弹，且长期低于预算棒点的饮食也容易营养不良。

具体的分配如下：

早餐最重要：25% ～ 30%

午餐要吃好：30% ～ 40%

晚餐不能少：30% ～ 40%

吃什么

——饮食多样化，每天吃够 20 种食物

不吃肉类，当然不正确，但只吃"健康又减重"的食物也同样不可取。像苹果、脱脂牛奶、玉米是"健康又减重"的食物，可它们的营养并不全面。只吃苹果或只啃玉米，时间久了，会导致营养不良。

营养专家建议，每天要吃够 20 种食物，做到合理全面的营养搭配。

怎么吃

——饮食要均衡，遵循健康饮食 8 大指南

- 每天吃 300 ～ 500 克蔬菜、200 ～ 400 克水果。
- 尽可能多地选择粗粮和杂豆。
- 每天 300 毫升奶或者等量乳制品。
- 每天至少喝 6 杯水。
- 减少脂肪摄入，每天烹调用油不超过 25 克。
- 摄入足够的蛋白质。
- 限制糖和饮酒。
- 如果饮食不够规律，可每天服用维生素和微量元素（矿物质）补充剂。

关于棒点：

棒点是食物中总脂肪、纤维素、热量 3 个重要指标的加权平均值。

三餐计划举例

早餐

A套：

芝麻汤团 1 碗

茶叶蛋／煮鸡蛋 1 个（70 克）

B套：

牛奶 1 杯

全麦面包 1 片（60 克）

草莓酱 1 匙（10 克）

C套：

绿豆粥 1 碗

乳黄瓜 25 克

酱肉包子 2 个（100 克）

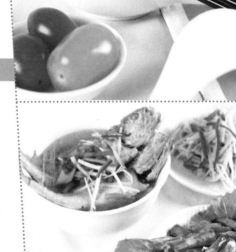

午餐

A套：

米饭 2 份

肉丝炒笋 1 份

油焖茭白 2 份

雪菜黄鱼汤 1 碗

B套：

米饭 2 份

鱼香肉丝 1 份

家常豆腐 1 份

炒芹菜 2 份

胡萝卜汁 1 杯

C套：

三鲜小馄饨

2 碗（12 个）

鲜香菇煮豆腐

2 份

花菜肉片

2 份

晚餐

A套：

叉烧韭黄蛋面 1 碗

煎牛排 1 份

咖喱鸡 1 份

手撕茄子 1 份

苹果（小）1 只

热茶 1 杯

B套：

紫米馒头 2 份

葱苣油麦茶 2 份

白斩鸡 1 份

丝瓜毛豆 1 份

牛肉粉丝汤 1 碗

C套：

米饭 2 份

清炒油菜 2 份

牛肉丝炒洋葱 1 份

丝瓜肉片汤 1 碗

苹果果肉饮料 1 杯

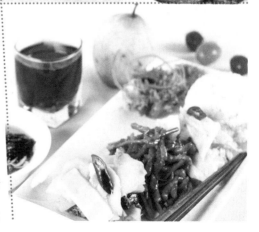

让宝宝快乐进食的 15 条建议

你要学会在餐桌上保持愉快的气氛，引导宝宝快乐进食。

以下是给你的 15 条建议。

1 将婴幼儿食品放入宝宝专用的碗里，以保证宝宝能得到合适的份额，且摄取合适的数量。

2 就餐时坐在宝宝旁边，看着宝宝愉快地进食，并且在需要时积极地帮助和鼓励他。

3 小宝宝常常会吃一会儿，玩一会儿，然后再吃一点。你需要很有耐心、富有幽默感，有时还要运用一些技巧。

4 一旦宝宝停止进食，要等一小会儿，然后再给他吃。

5 给宝宝一些可以拿在手里的食品。婴幼儿常常喜欢自己动手吃，你应该鼓励这种行为，并适时提供帮助。让宝宝自己吃有助于动作的协调性和神经肌肉的发育。

6 如果宝宝只挑喜欢的东西吃，你应将不同食品混合在一起，让他摄入均衡的营养。

7 当宝宝开始发出饥饿信号时，你应尽快喂食。如果让宝宝长时间等待，会影响他进食，并使他情绪低落，也有可能他会失去食欲。

8 宝宝想睡觉时请不要喂食。

9 不要强迫宝宝进食，因为这样做会增加宝宝的心理压力，并可能会降低他的食欲。请记住：就餐时间应该是放松的、欢快的时刻。

10 保证宝宝不口渴，在餐前或餐中不要提供太多液体食物，否则会影响宝宝的食欲。

11 在餐桌上做一些有趣的游戏，可以让不愿咀嚼和吞咽的宝宝学习吃东西。例如妈妈先用小匙装上食物，将小匙比喻成一只小鸟，飞啊飞，飞进了妈妈的嘴里，妈妈咀嚼并吞咽食物后，张开嘴，让宝宝看"小鸟飞走了"。接下来让宝宝学习咀嚼和吞咽，也张开嘴让妈妈看看小鸟是否已飞走。

12 就餐中给宝宝做一些清洁工作，如擦擦嘴、换一个围兜等，让宝宝有一点休息时间。

13 宝宝若吃得很好，你要注意到并表扬他，这可避免宝宝为引起父母的注意而拒绝接受某些食品。如果宝宝拒绝某些食物，你可以将食物拿开，稍后再提供。如果宝宝继续拒绝它，则提示宝宝可能这次真的不喜欢这种食品，应改变烹调方式或食物的味道，以后再试。

14 宝宝进食时告诉他一些新的词汇和概念，这样做能促进宝宝的智力发育。例如：告诉宝宝餐具和食品的名称和颜色，教宝宝区分大小，告诉宝宝不同食物的味道。

15 就餐时间是一个鼓励宝宝发挥才能的好机会。当宝宝表现良好时，请别忘了对他微笑或拥抱他，并对他说"宝宝真能干"或"宝宝真了不起"。

刚断奶的宝宝
不愿吃饭怎么办

刚断奶的宝宝不好好吃饭，主要原因是断奶与喂养方法不得法。解决这个问题要从以下几个方面着手。

1 断奶要循序渐进，切忌"戛然而止"

宝宝从吃母乳到吃饭有一个逐渐适应的过程，俗称"换肚子"。应该慢慢来。

从宝宝4个月起，开始添加辅食，为断奶做准备，并逐月添加不同性质与数量的辅助食品。同时，要继续喂哺母乳，以免影响营养素的摄入。

在顺利添加辅食的条件下，宝宝出生后8～12个月为较合适的断奶时期。这时随着辅食的增加，可逐渐减少每天喂哺母乳的次数，一顿一顿地用辅食代替母乳，直至宝宝完全不吃母乳。所以，断奶要有计划，水到渠成地自然过渡。

特别提醒：断奶最好选择在宝宝身体健康时进行，炎热的夏天及宝宝生病时不宜断奶。

2 掌握辅食添加的原则

由少量到适量，由一种到多种，由易消化到耐消化；食物要软要烂，便于消化吸收；吃辅食要定时、定质、定量；食物口味宜清淡。

特别提醒：不要总想让宝宝多吃点。宝宝的消化能力有限，吃过多容易吃伤肠胃或造成积食。

3 养成良好的吃饭习惯

婴儿的神经髓鞘形成不完全，容易兴奋。吃饭时如果受到外界干扰，便会停止吃饭，去做别的事了。所以，给刚断奶的宝宝喂饭时，环境要整洁、安静，让宝宝感到愉快，并能集中注意力，按顿把饭吃完。不要用玩具或讲故事哄着宝宝吃，也不能吓唬、强迫宝宝吃。否则不但不能养成良好的吃饭习惯，反而会影响宝宝的消化吸收。

4 防止疾病的影响

有些宝宝厌食或拒食是因为疾病引起的，如缺铁性贫血或营养不良。遇到这种情况，除及时就医外，在饮食上必须给宝宝补充含铁、维生素 B_1 和维生素 C 多的食物，如动物肝脏、动物血、豆类、鸡蛋、绿叶菜和水果等。

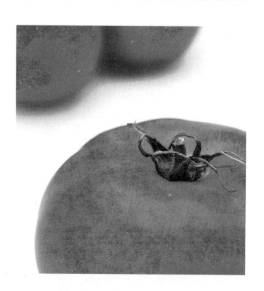

喝水的学问

文／上海交通大学附属儿童医院研究员 蒋一方

水是一种重要的营养素

许多父母都知道食物中三大营养素的价值，但对于水的重要性却缺乏正确的认识，这会对宝宝的健康产生很大的负面影响。

× 用超纯水或蒸馏水给宝宝冲奶粉。

这样会使宝宝体内的常量及微量元素丢失，发生抽筋现象，并可使体重增长缓慢，严重时可导致宝宝贫血。

× 因为宝宝胃口小，配好的奶常常喝不完，父母冲奶时就采取少加水的方法。

这样做的后果是使配方奶浓度增加，轻则宝宝大便干结，又臭又硬，重则损害宝宝的肾脏功能，以往有致死的病例报道。

× 把宝宝的饮水与喝果汁、喝饮料等同起来，甚至因为宝宝不喜欢喝白开水，而用碳酸饮料、冰红茶、奶饮料、果汁、奶茶或其他有味道的饮料来替代。

各类饮料并不适合婴幼儿经常或大量饮用，尤其是用它们来替代白开水，后果更是严重。有些碳酸饮料会使宝宝体内的钙、铁、锌大量流失，在儿童期就出现中老年常见的骨质疏松症。我见到一个10岁的孩子，因为经常用可乐泡饭吃而发生自发性骨折。经常喜欢喝充气饮料的年幼孩子，尽管没有出现这么严重的后果，但其钙、铁、锌的代谢一定在不同程度上受到了影响。另外，在这些饮料里添加的色素、防腐剂、大量的白糖等（是空营养的能量物质）对宝宝的健康没有好处。

我们不提倡禁止让宝宝喝饮料，但父母一定要控制宝宝喝的数量及次数，并不断告诉宝宝这些饮料可能造成的危害。平时把饮料放在宝宝拿不到的地方，更不能拿饮料奖励宝宝。

从小培养宝宝喝水的好习惯

● 当天煮开的白开水是宝宝饮用水的首选。可作为两餐奶之间喝的水，也可用来冲奶粉。

● 宝宝的新陈代谢比较旺盛，所以每天需要的水分相对比成人多。1岁以下的婴儿每天每千克体重需要水分100～160毫升，而成人只需40毫升。

● 上、下午都应提醒宝宝喝白开水，可以分几次喝。不要大口大口喝，应慢慢饮用。

● 不要在白开水里添加蔗糖或葡萄糖。喝惯甜水的宝宝可能从小就不爱吃蔬菜，也可因能量摄取太多而导致超重、肥胖。

● 有时也可喝矿泉水、天然的泉水、山泉水，但应以白开水为主。

0～3岁是培养宝宝好习惯的黄金时期。少成若天性，习惯成自然。学会正确喝水的方法，并喝适宜的水，对宝宝目前和将来的健康大有裨益。

教你榨汁碾泥 做好婴儿辅食

文／上海交通大学附属儿童医院研究员　蒋一方

　　制作宝宝辅食要掌握操作的每一步骤及其细节，并且真正懂得每一步骤操作的原理。这样才能使宝宝吃得安全、富有营养、口味适宜，有利其健康成长。

1. 制作橙汁

步骤	材料和用具	内　容
清洁	橙子1个，水果专用洗洁精，干净毛巾1块	在流动的水里用水果专用洗洁精将橙子外皮洗干净，并用干净的毛巾擦干
榨汁	水果刀1把，案板，玻璃挤橙器	用水果刀将橙子横向一切为二，将一半橙子覆盖在玻璃挤橙器上，用手掌压着左右旋转，使橙汁流入下面的器皿内
兑水	小量杯1个，适量温开水1杯，小奶瓶1个	采取1：1的比例稀释，先将橙汁倒入小奶瓶至30毫升处，再加入30毫升温开水，盖上盖子，摇匀
测温	小奶瓶或杯子1个，勺子1把	给宝宝喝之前要测温，将1 ~ 2滴橙汁滴在自己手背或手腕处，温度合适（38 ~ 40℃）就可以喂宝宝喝了

注意点：

　　1）制作橙汁之前先要用消毒肥皂认真清洗双手，包括手掌、手背、拇指、指缝、指背和指尖。

　　2）制作橙汁的所有用品，该清洗的都要清洗干净，该消毒的都要消毒。

　　3）橙汁的稀释方法，刚开始添加时，可采用2份水1份汁稀释，以后按1：1，最后可喝原汁。一般不宜在橙汁中加糖。学会喝原汁后，应转为直接吃鲜果泥，如苹果泥、香蕉泥等。具体开始添加的时间可根据喂养方式不同而异，先果汁后果泥。5 ~ 6个月的婴儿果泥、果汁均可提供。但果汁中缺乏不溶性膳食纤维，故可多提供几次果泥。

2.制作青菜泥

步骤	材料和用具	内　　容
清洁	青菜适量，菜刀1把，洗菜盆1个	先将青菜的老根和老叶切掉，菜叶分成一片一片后在流动水中洗干净，备用
煮菜	煮锅1个，漏勺1个，碗1个，计时器1个	以2碗水1碗菜的比例。先加水，水开后加入洗好的菜叶，水再开后计时，煮1～3分钟后，取出青菜，沥干水分后放碗里备用
做菜泥	粉碎机或铜丝网，碗1个	青菜泥有两种做法。 第一种用粉碎机。先将菜帮子切掉，然后将菜叶放入粉碎机，粉碎后就是青菜泥。 第二种用铜丝网。用手拿着有菜帮子的青菜在铜丝网上用力研磨，使滤到铜丝网下面的碗里，青菜泥做成了，把菜帮子丢弃
煸炒	炒锅1个，适量植物油，锅铲1个	在锅里加少量植物油，将菜泥急火煸炒后，可加入粥里食用

注意点：

1）凡制作辅食前操作者必须把双手认真清洗干净。所用器皿用具也要清洗干净，该消毒的要消毒好。

2）宜用烹调油煸炒，如大豆油、玉米油、葵花籽油等，因为烹调油中含有的必需脂肪酸（亚麻酸），能在体内转化为脑黄金(DHA)，促进宝宝大脑发育并保护视力，而橄榄油不行。这是因为，橄榄油虽然也含有丰富的不饱和脂肪酸，但以单不饱和脂肪酸为主，主要为油酸，仅含很少的 α－亚麻酸，因此在体内不能转化成足量的DHA，无法满足婴幼儿的需要。因此，建议宝宝用油以烹调油为主，而在做汤、做色拉或吃面条时可以适量使用橄榄油。此外，麻油性凉，不宜经常提供，尤其是体质虚寒的宝宝。不过，当宝宝上火，如大便干时则可适量食用麻油。

添加辅食是孩子生长发育过程中重要的里程碑。通过添加辅食，孩子得到额外的营养，更形成了影响一生的饮食习惯。做父母的，也可以在这个过程中，从尊重孩子的饥饱感受开始，学习如何尊重孩子，如何与孩子沟通和交流。

添加辅食，从尊重孩子开始

文／毕家妈妈

婆婆到现在都笑我给大儿子——哥哥添辅食时，每餐都要摆出一大堆小盒子来，五颜六色的，各种蔬菜水果和肉类都有，生怕营养不均衡或者色香味不够完美，不能引起孩子的食欲。

我不是一个爱做饭的人，但是给孩子添加辅食，确实不敢轻慢。

什么时候给孩子添加辅食？每个孩子的发展速度都不一样，你要做的，是仔细观察孩子，在他显示出有"更上一层楼"的愿望时，给他所需要的东西。

何时添加辅食为宜

从单纯依赖母乳、奶粉到接受辅食，是孩子发育的一个里程碑。这跟孩子3个月的时候侧翻身，5个月的时候坐，12个月的时候站起来走路有一样重要的意义。但不同的是，这个里程碑往往不能完全靠孩子自发产生，而是需要你的协助——什么时候开始吃辅食，吃什么，怎么吃，在一定程度上，都需要你来决定。

把这个里程碑"安"在什么地方呢？太早，为了避免噎呛，4个月前的婴儿有一种本能反应，勺子伸进去的时候，他会用舌头去顶口腔上颚阻止食物的进入。同时，孩子的消化系统还不完善，不能完全吸收辅食里的营养，更可能对母乳或奶粉失去兴趣；太晚，孩子可能已经形成对奶的依赖，不愿意咀嚼和吞咽辅食，拒绝接受不同的滋味。而孩子如果错过适当的辅食添加时机，那么在以后的发育过程中可能会一直都有"吃"的问题。

什么时候开始添加辅食？中国传统是4个月左右，世界卫生组织（WHO）提倡纯母乳喂养直到6个月。每个孩子的发展速度都不一样，你要做的，是仔细观察孩子，在他显示出有"更上一层楼"的愿望时，给他所需要的东西。

孩子希望添加辅食的2个标志

——5个月左右，忽然奶量大增，尤其是本来已经不起夜的母乳喂养的孩子，忽然半夜醒来索奶，而且白天也吸个不停的时候，表明奶的提供已经不足以满足孩子的发展需要；

——你吃饭的时候，他眼巴巴地看着，还伸出手去够你碗里的东西。如果你碗里的东西恰好比较清淡，不妨研碎了，给他尝尝，如果他吃得津津有味，哪怕吃进去又吐出来，那也表明他已经做好准备，等待你给他增添奶以外的食物了。

当然，也有可能当你做好全副准备之后，他却表现出一副不感兴趣的样子，此时，跟着他的感觉走，收起你的漂亮小碗和勺子，等上几个星期再试。不要试图和自然作战，当孩子准备好的时候，他自然会开口。

是你的孩子、你的家庭和你来考虑决定孩子吃什么，而不是教科书或他人的意见。至少不完全是。

辅食吃什么

关于给孩子添加什么样的辅食，不同文化背景的家庭有不同的讲究。哥哥5个月的时候，我们在日本东京，外婆说给他吃蛋黄。我仔细地把半个蛋黄跟母乳一起研磨了喂给哥哥吃。那天晚上他第一次没有半夜醒来要奶吃，而且一觉睡到早上8点！把这个事讲给日本医生听，她看我的眼神好像我疯了。

我的澳大利亚小姑子则建议我给孩子吃酸奶。

米粉似乎是一个中西方家庭都认同的"第一食品"。

一般都建议6个月前加米粉，7个月开始加蔬菜和水果，然后面包、肉类等等。落实到个体上，每个孩子吃什么，往往跟家长对什么东西操心有关。我们家哥哥生下来身高在95%的线上，体重却只有15%。于是，7个月的时候，我在粥里给他添了牛肉糜"进补"，9个月的时候，就开始让他啃棒子骨，恨不能餐餐都是纯蛋白质。弟弟生下来就是一个大胖小子，添辅食的时候，就没特意给他吃肉，当时已经回到中国，我由着阿姨给了他很多蔬菜。

事实上，1岁以前的婴儿主要从奶里摄取养分，辅食最重要的意义在于起到一个过渡作用，帮助孩子逐渐习惯奶以外的食物的味道、形态和材质，培养其对各种食物的接受和热爱。让孩子在辅食中尽可能尝试不同的东西，是此时父母的责任。

开始的时候，总是从"糊糊"起步。糊糊也可以做得多姿多彩。几乎所有食物都可以打磨成糊给孩子吃。孩子虽然小，消化能力却未必弱。国外公认肉类是5～6个月大的孩子获得铁的最好来源。肉类中的铁比谷类中的更易消化，而且不会引起便秘。

糊糊做起来也可以很方便。水果和蔬菜都可以先去皮去核，煮或蒸熟后打成酱，再装到制冰的小盒子里，放到冰柜里冻实后敲出来，收集到保鲜袋里，孩子吃得少，每次要吃的时候，取一块出来解冻就可以了。这就是为什么我给哥哥添辅食时，每顿都能端出一大堆盒子来的原因。水果和蔬菜一般可以冷冻保存3个月,肉食2个月。

孩子的发展速度不一样,一般来说市场上卖的儿童商品总是以标签上注明的年龄段的平均或更低能力水平来决定其难度的。玩具是这样,食物也是这样。很多婴儿食物标明是给7个月以上的孩子吃的,但其实孩子可能早在这之前就已经可以吃更有难度的食物了。是你的孩子、你的家庭和你来考虑决定孩子在何时吃什么,而不是教科书或他人的意见。至少不完全是。

孩子有时会偏好某一种食物,大人不必过分焦虑。哥哥从小最爱的是用牛奶泡面包或米饭。我若逼着他先吃蔬菜,先生会提醒我:你不是说你小时候最爱吃的是酱油泡饭吗?单纯的奶泡面包或者酱油泡饭当然营养

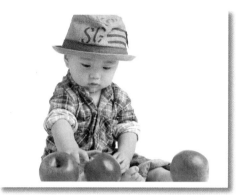

宝宝:王嘉阳

不全,但偶尔放纵一下,让孩子吃点喜欢的东西,也没什么大不了吧!

如果孩子偶尔一餐不吃你给他准备的食物,不要强迫。吃饭是一辈子的事情,他这次不喜欢,下次也许就喜欢了,关键是桌上要有你想给他吃的东西。

一些需要注意的事情

——1岁以前慎重添加鲜牛奶、蜂蜜和花生等干果。一些孩子什么都可以吃,一些孩子则可能会对某些食物过敏,你实在担心的话,可以每次给孩子添加一种食物,几天后一切正常再添加新的品种。

——避免给孩子吃辛辣食品,蒸、煮、烤等方式都行,避免油多味重的烹饪方式。他有一辈子的时间去尝试各种添油加醋的"美味佳肴",生命之初,不妨让他尝尝食物本身的滋味。

——你可以买现成的婴儿食品,但最好的当然是妈妈自己做的。尽可能给他自然的新鲜食物,因为尽管没有什么东西完全安全,但加工后的东西更危险。

孩子此时形成的饮食习惯可能会影响孩子的一生。什么才是一个好的开始？——由着孩子吃。

辅食怎么吃

孩子一生怎么吃，可能都由此开始。

什么才是一个好的开始？——由着孩子吃。

首先，让孩子自己决定他是否吃饱了。

当孩子把头从你的勺子前扭开，推开盘子，在椅子上扭来扭去的时候，他很可能已经吃饱了。此时，拿走他面前的小碗，结束进餐。不要过分担心孩子吃了多少，让孩子享受进食的快乐更重要。

从小尊重孩子的饥饱感受，不光可以帮他养成饮食适量的好习惯，也可以帮家长养成不在吃饭问题上跟孩子较劲的好习惯，这两者其实同样重要。吃饭应该是孩子饿了之后的需求，而非你觉得应该做所以必须做的事情。

你最不要看到的局面是孩子养成拒绝食物的习惯，而你养成强行喂食的习惯。

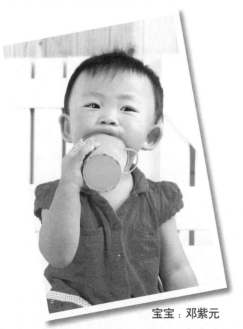

宝宝：邓紫元

其次，让孩子选择吃什么。

吃饭是生命的必需，但不是任务，尤其不是苦差事。饿了总是要吃的，家中没有别的食物的时候，孩子自然会吃你给他的东西，你的任务是多给他一些健康食物进行选择。把他最不喜欢吃的食物最先给他。胡萝卜、黄瓜、西芹切成条，给他摆一个小盘子，他肯咬上几口就是你的胜利。他不要吃的时候，由他去，过一两个星期再端上来试试，有时可能需要让他试上 20 次，你的西兰花才会被接受。

第三，让孩子自在地吃。

让孩子自己吃当然没有你喂他那么省心，他会把碗打翻，会把饭菜洒到地上，筷子和勺子一定也会掉到地上去，但你打算喂多久呢？

中国人讲究坐有坐相、吃有吃相，好的习惯确实需要从小培养，但爱探索的小朋友一开始总是会把食物当"玩具"来琢磨和把玩的。食物有各种颜色、质地、形状，孩子如果不好奇反倒奇怪了。

不如顺应孩子的天性，你轻松，他益智，同时也愉快。给他洗净手，在婴儿椅上安全地坐好，戴上围嘴，然后给他一些食物，鼓励他自己抓来吃，然后你自己也好好吃饭，享受进食的乐趣。孩子看到你吃得香，自然会觉得自己也该吃得香。

孩子吃东西的时候你应该始终注意他是否呛着噎着，是否做了危险动作，但不必过分担忧。如果大家都"虎视眈眈"地盯着孩子，确保他什么都吃了，姿势也正确，那么不久大人和孩子都会觉得吃饭是件麻烦事。

毕家妈妈答问

Q 我儿子12个月大，身高体重都在正常范围之内，但每次到了吃饭的时候就倔强起来，坚决不要吃，实在被爷爷奶奶逼不过，就吃一两口，然后再不张嘴。每次吃饭都像一场战争，搞得全家头痛……

A 毕家妈妈：孩子的身高体重正常，说明他还是吃了的，而且吃得也不少，他的问题与其说是病理的，更像是心理的：你要我吃，我就是不吃。孩子在"该吃"的时候不吃，大人又一定要逼着吃，结果形成逆反的心理，每到吃饭的时候，就神经性地拒绝食物。

在这种情况下，要恢复和建立一个轻松没有压力的就餐氛围，不妨试试看彻底放手：

把食物放在桌上，让他去选，喜欢吃的就吃，不喜欢吃的，哪怕一点不吃，也没关系。如果他不想吃了，就相信他，把碗拿走，让他去玩。

当孩子的意愿得到理解和尊重的时候，就不会有反抗和叛逆。不要尝试把你喜欢的食物、食量和规矩强加给孩子，那将是一场你打不赢的战争。

宝宝饮食与健康

夏季饮食卫生，你注意了吗

文／江苏省南京市儿童医院营养师　刘长伟

炎炎夏日，在高温高湿环境里，细菌、真菌和病毒等最容易滋生。0～3岁的宝宝消化道及免疫系统发育均不成熟，若进食含有大量细菌、病毒等微生物及毒素污染的食物可造成宝宝食物中毒，出现腹泻、腹痛等症状。那么该如何确保宝宝夏季的饮食安全？

全方位提高戒备，现做现吃是正道

1. 原材料购买：建议当天购买新鲜、无变质的食材，尤其是绿叶蔬菜更要新鲜。储存过久的蔬菜的营养品质会下降，同时会产生有害健康的亚硝酸盐。刚刚采收的新鲜蔬菜中亚硝酸盐的含量微乎其微，但在室温下储存1～3天亚硝酸盐的含量达到高峰，在冷藏条件下，3～5天达到高峰。

2. 食物储存：未加工的肉类应放入冰箱冷冻；蔬菜类放入冷藏室，最好不超过3天，绿叶类蔬菜不超过1天。

3. 熟食：在夏季，熟食在室温下放置如果超过4个小时，可能就会有大量的细菌滋生，尤其是宝宝常吃的含高蛋白质的肉类、鱼类、乳类。宝宝吃的熟食，包括喝的奶，一定要现做（冲）现吃。

4. 食具消毒：宝宝的餐具（奶瓶、水杯、碗、勺）需做到天天消毒，砧板（生熟分开）、菜刀、抹布也需在沸水中消毒，以减少食物被污染的概率。

> **贴心提示**
>
> 对于1岁以内的宝宝，菜泥、菜粥等辅食应即煮即食，未吃完的最好不要放到下一餐再给宝宝食用。对于1岁以上的宝宝，如当餐有剩余的食物，则应放入冰箱冷藏，食用前彻底加热，并在下一餐吃完。

农药残留高危季节，蔬菜清洗是重中之重

夏季是蔬菜中农药残留的"高危季节"，因为夏季气温高，虫害增多，菜农不得不用农药杀虫；另一方面，夏季蔬菜生长快，农药还没来得及降解，蔬菜就采摘上市了，这也在无形中增加了农药残留的风险。

高危蔬菜有哪些

绿叶蔬菜类是农药残留的高危品种，以韭菜、青菜、鸡毛菜、芹菜、小白菜、油菜等为主；相对来说，番茄、辣椒、青椒、毛豆、长豇豆等受到的污染较轻，而长在土里的胡萝卜、土豆、洋葱、萝卜等农药残留最少。因此，妈妈可根据家里的条件购买不施农药的有机绿叶蔬菜或含农药较少的绿色产品类蔬菜，或者选用红色或黄色瓜果类蔬菜。

> **贴心提示**
>
> 注重宝宝吃的食物的多样性。没有一种蔬菜是完美的，所以妈妈在制作食物时，可以多选择几种蔬菜搭配，既做到营养互相补充，又可避免过多摄入某种较多农药残留的蔬菜。

3 大步骤清洗蔬菜

1. 去掉蔬菜最外面一层：择菜时，将蔬菜中的最外面一层剥去，因为最外面的叶子上残留的农药比里面多；能去皮的蔬菜去皮，如黄瓜等。

2. 用流水冲洗：不论用什么品牌的果蔬洗洁精，都是先用流水冲洗，再短时间浸泡，最后再冲洗。先用流水冲洗，是洗去表面的泥污，浸泡是去除蔬菜上的病菌、虫卵和残留的农药，最后彻底洗去残留的洗洁精。注意浸泡时间不宜过长，不然被浸烂的蔬菜会重新吸收水中的农药。

3. 在沸水中烫：若担心蔬菜没有洗干净，还可在沸水中焯30秒以上再加工。

> **贴心提示**
>
> 可用淘米水浸泡蔬菜，因为淘米水呈碱性，有机磷农药在碱性条件下更容易分解。
>
> 烫过蔬菜的水中虽有一些水溶性维生素和矿物质，但这样的菜水不宜喂给宝宝，其中可能含有未降解的农药。

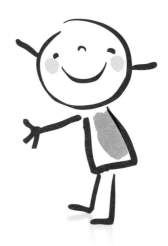

宝宝喝水的3个烦恼

文／郑　鑫
专家指导／北京中医药大学东方医院儿科 副主任医师　崔　霞

　　夏天到了，稍微动动就容易出汗。那些经常出汗的宝宝，常有面红耳赤、体倦神疲、口渴喜饮等表现。

　　中医认为，汗多容易伤津耗气。从生理学角度看，宝宝的相对体表面积比成人大，新陈代谢比成人旺盛，显性失水和非显性失水都比成人多。给宝宝补充足够水分，便成了夏天的一项重要任务。然而，宝宝喝水并非想象中那么简单，年纪尚小的宝宝，自己不会提要求，喝多少、怎么喝、宝宝不喝怎么办等问题常让妈妈左右为难。

问题 1：宝宝每天要喝多少水？

越越妈：

　　我们家宝宝 6 个月了，一直是喂母乳，还没给她喝过水。夏天到了，我是不是应该给宝宝多喂点水？每天喝多少合适？

专家帮忙

　　母乳含水量比较丰富，吃母乳的宝宝需水量相对少些，而喝配方奶的宝宝每天需水量则要多一些。但并不是说，吃母乳的宝宝不用喝水。夏天，宝宝出汗增多，妈妈需要在两次哺乳之间喂宝宝少量水，因宝宝的肾脏发育尚未完善，每次喂 20 ~ 30 毫升即可。

　　宝宝究竟每天应该喝多少水，要视宝宝的月龄而定，更要结合宝宝的自身情况，不应墨守一个固定标准。对于宝宝而言，不能等到他喊口渴的时候再喝水。如果宝宝出现以下状况，证明宝宝喝水量不够，须适当增加。

●小便次数减少，尿液变黄。

●皮肤干燥，唇干起皮。

●大便变干，甚至硬结。

●精神不振，食欲下降。

问题 2：宝宝喝水不少，怎么尿还是黄？

墨墨妈：

我们家宝宝每天喝的水不少，但尿液还是黄，大便也比较干。增加饮水量后，情况也不见好转，这是怎么回事？会不会是宝宝的肾脏出了问题？

专家帮忙

如果宝宝喝水量很充足，尿液还是黄，或是大便干燥，很有可能是因为宝宝体内有热。夏天多暑热，如果饮食不注意，宝宝很容易上火，引发身体的一系列热证。此时，妈妈可以适当给宝宝服一些药物，如：双黄连口服液或一捻金胶囊。双黄连口服液可以疏风解表、清热解毒，一捻金胶囊可以消食导滞，有清热通便的功效。

夏天天气炎热，宝宝活动量大，单纯补水，缺少电解质，常常不能满足宝宝身体的需求。除了喝水，妈妈还可以多让宝宝进食一些多汤多水的食物，像绿豆粥可以清热解毒；藕汁、荸荠汁和西瓜汁可以清热生津，不妨让宝宝多喝点。

考虑到身体需要散热，妈妈在家应多开窗通风，不要让宝宝穿得太多，晚上睡觉也不要给宝宝盖得太厚。

问题 3：真愁人，宝宝不爱喝水！

妞妞妈：

我家妞妞只爱喝那些酸酸甜甜的饮料，一见白开水就躲，说什么也不肯喝。有什么办法可以让宝宝接受白开水？

专家帮忙

从营养成分和机体需要来说，白开水是最适合宝宝喝的健康水。比起白开水，各种果汁和饮料虽然更受宝宝欢迎，但由于这些饮品含糖量高，很容易造成蛀牙、过胖甚至营养不均衡。有些宝宝不肯喝没滋没味的白开水，给妈妈出难题，其实只要妈妈做到以下几点，完全可以育出一个水润宝宝来。

No.1 不让宝宝太早接触含糖饮料，不在冰箱里存放含糖饮料，父母以身作则，养成不喝饮料的好习惯。

No.2 改变喂水的方式，可以迎合宝宝喜好，让他用吸管喝水，用奶瓶喝水。建议妈妈多尝试，找出宝宝喜欢的喝水方式。

No.3 可以为宝宝选一个别致的卡通水杯，属于宝宝自己的专用水杯。很有可能宝宝会因为喜欢水杯，继而爱上喝水。

No.4 与其一味抱怨宝宝不爱喝水，不如改用表扬代替责备，鼓励并称赞宝宝的喝水行为。

新鲜果蔬汁，
宝宝多喝也不好
文/洛 中

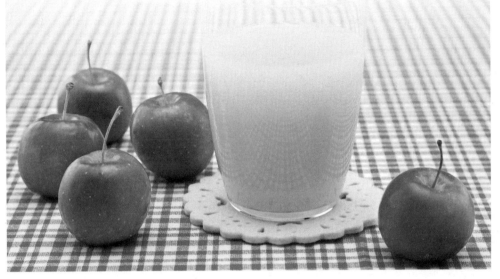

　　新鲜果蔬汁，是以新鲜水果和蔬菜为原料，经洗净、消毒、切净和压榨而得到的汁液。它含有多种维生素、矿物质和有机酸等，非常适合宝宝饮用。

　　然而，好喝的果蔬汁也不能贪多饮用，否则对宝宝健康不利。许多果蔬汁中含有两种宝宝无法吸收利用的糖类：山梨醇和果糖，长期、大量饮用含有这两种糖类的果蔬汁，会造成果糖积蓄，可扰乱宝宝的消化功能，降低食欲，甚至导致腹泻。

　　果蔬汁口感好，常常成为宝宝的"抢手饮料"。果蔬汁几乎不含脂肪和蛋白质，而宝宝（特别是2岁以下的小宝宝）的重要器官发育离不开脂肪和蛋白质。脂肪是大脑神经细胞发育的"第一营养素"，蛋白质也是内脏器官和肌肉发育必不可少的。宝宝胃容量小，多喝果蔬汁，会影响其他食物的摄入，造成营养摄入不均衡，影响生长发育。

　　果蔬汁因含多种酸，如柠檬酸、果酸等，故可促进铝的吸收。铝是重金属元素，对人体有慢性毒性。一旦摄入，很难排出，积蓄在体内，可使脑神经细胞受损，反应迟钝，记忆力减退，过量饮用果蔬汁有增加宝宝体内铝积蓄的风险。

　　此外，果蔬汁虽然来源于水果蔬菜，却不能完全代替水果蔬菜。果蔬汁不含纤维素和果胶，不能起到促进消化和润肠通便的作用。所以，秋季大量新鲜蔬菜水果上市，妈妈既要给宝宝适量饮用新鲜果蔬汁，也要给宝宝适当食用新鲜蔬菜和水果。

宝宝吃水果的
5大原则

文／上海交通大学附属儿童医院 研究员 蒋一方

水果口味酸甜、汁液多、口感好，能提供丰富的营养，比如大量的维生素 C、有机酸和酶，能促进消化液的分泌，有利于食物消化。水果中又富含纤维素和果胶，能促进肠道蠕动，防止便秘。宝宝应该如何吃水果呢？总的来说，应掌握以下五条原则。

1 循序原则 刚开始给婴儿提供辅食时，要注意先蔬菜，后水果。蔬菜可以从泥开始，水果则先提供汁，待宝宝适应后再提供鲜果泥。这个顺序主要是考虑到先尝过甜味水果的宝宝，往往不再喜欢吃蔬菜。因此，应该先给 4 ~ 6 月龄的宝宝提供蔬菜，如胡萝卜泥、土豆泥、青菜泥、豌豆泥、番茄泥等，然后再提供水果汁，如橙汁、苹果汁等。起初，果汁与凉开水以 2：1、1：1 的比例调制，慢慢过渡到直接提供鲜果泥，如苹果泥、香蕉泥等。

2 适量原则 由于宝宝的胃容量小，水果吃得太多，会影响喝奶和吃正餐，造成热量和营养素摄入不足，不能满足宝宝的需要，从而影响生长发育。有些父母给小宝宝每天吃一只苹果，一根香蕉，这样的量就偏

多了。水果中的纤维素和果胶，既不能被消化吸收，又会产生饱胀感，同时也不能提供热量，而且水果中蛋白质、脂肪的含量很低，因此吃水果要适量，并要选择合适的时间。可在宝宝午睡之后吃，1 岁以上可安排在饭后。

3 个体化原则 有些水果属温热性，有些水果属寒凉性，也有些水果属平性。在给宝宝吃水果时，不要总是盯着一种水果，例如常吃橘子或芒果，对内热体质的宝宝就容易上火，可出现口腔溃疡、大便偏干；常吃西瓜或梨，对虚寒体质的宝宝来说，就可能引起肠道不适或腹泻。因此，要经常变换水果的品种，尤其要依据宝宝的体质情况。冬夏两季要挑选与时令性质相反的水果，如夏天可吃西瓜、梨、猕猴桃、橙子、苹果、香蕉之类寒凉或平性水果。冬天可吃芒果、桔子等热性或平性水果。挑选适合宝宝体质的水果才有利于宝宝的健康。

4 新鲜原则 水果采集后仍具有活性，而且它本身含有氧化酶和过氧化酶，所以当水果外表破损时，容易发生腐败变质。水果表面又常沾有微生物，这些微生物的生

长繁殖也会引起水果变质，有时甚至产生毒素，食用后会危害健康。因此必须挑选新鲜的水果给宝宝吃，如发现水果果肉颜色不正，如发暗、发黑或有异味等，就不要给宝宝食用。

5 **卫生原则**　由于水果在生长过程中使用了农药，在采集、运输、销售过程中又极易沾染微生物，特别是致病菌和寄生虫卵或其他有害物质。因此，水果在食用前必须清洗干净。比如在制作橙汁时，可先用固本肥皂将橙子洗净、擦干后再榨汁。有些皮很薄的小水果，如葡萄、草莓、杨梅、樱桃、杏等，

在清洗掉表面的灰尘杂物后，最好在淡盐水中浸泡10分钟，然后用流动水冲洗干净；或用蔬菜水果洗涤剂浸泡15分钟后，再用流动水清洗干净。过去常用高锰酸钾杀菌，但效果较差，现在已不推荐。一些个头大的水果，如苹果、梨要削皮后吃。芒果去皮后，或木瓜去籽后，可用勺子将果肉挖出，做成果泥，拌在原味酸奶中吃。家长在制备水果过程中，要注意将双手用肥皂认真清洗，所用的水果刀和案板都要清洗或消毒。否则容易引起宝宝肠道感染，甚至中毒。

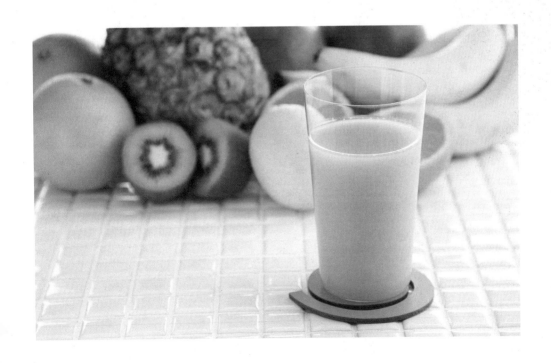

你会喝水吗

摘编／夏　野

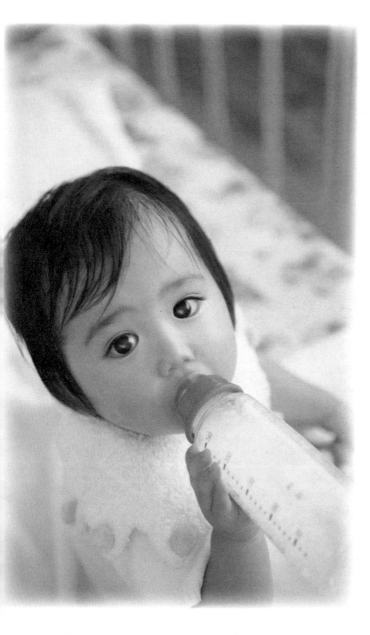

"你会喝水吗？"，看到这个问题，大多数人一定很不服气，甚至好笑。谁不会喝水？！

开水是熟水吗？

纯净水是健康水吗？

每天8杯水的口号适用于每个人吗？

随着人们健康意识的不断提高，对饮水的重视度也日益增长。但是，面对"你会喝水吗？"这个看似无比简单的问题，大多数人的答案可能是错的。

"水盲"的饮水观念和不科学的饮水方法会给我们的身体健康带来严重威胁。

水是营养素

饮水不仅仅是为了解渴，水是人体必需的营养素，干净的水就是好水。每当谈到饮食的重要性，往往都在讲如何吃好，却忽略了"饮好"。饮食包含了两重意思，一为饮，二为食，食以饮为先。

水是最基本、最重要的营养素。

水参与所有营养素在人体内代谢的全过程。也就是说，我们人体对营养素的吸收离不开水的参与。

好水是世界上最便宜、最安

全、最有效的保健品。营养专家对3000多位患者进行临床观察后发现，气喘、过敏、抑郁症、胃溃疡等疾病和水分摄入多少有关。

喝水多少与一些疾病密切相关。如果水分摄取不足，很有可能会为以后的中风、肥胖症等疾病埋下隐患。

白开水最适合饮用

目前，城市居民饮用的水产品多种多样，有蒸馏水、纯净水、太空水、去离子水、碱性水、矿泉水、磁化水、离子水、活化水、生态水等。那么，究竟什么水有利于我们的健康？

营养学专家建议首选白开水。

白开水的优点，一是安全卫生。自来水煮沸，能够杀菌，改善硬度，去除部分有害物质。二是制取简单，经济实惠，用之方便。

"烧开水"大有讲究

专家强调，家里司空见惯的"烧开水"也是大有讲究的。

首先，烧开水的最佳时间是水烧开后再加热3～5分钟。研究显示，加氯消毒的水，随着温度的升高，所生成的卤代烃等致癌物质的含量也不断升高。烧到90摄氏度和刚到100摄氏度烧开的水，潜在的危险最大。

沸腾后再加热烧3～5分钟，这些有害物质可迅速挥发，含量迅速下降。

但是，水烧的时间太长也不科学，烧的时间越长，水中亚硝酸的含量可能越高，危及人体健康。其次，烧开水的水质应该达到国家饮用水卫生标准。

不能饮用的水

生水和蒸锅水不宜饮用。生水是指未经洁制、消毒的水，它们可能含有致病微生物，直接饮用后可能发生肠道疾病。如急性胃肠炎、伤寒、痢疾、寄生虫病等。

蒸锅水是指蒸饭和蒸馒头的剩锅水。因加热时间长，其中重金属和亚硝酸盐会浓缩，含量增高，对人体会造成危害。

喝水过多有害

医学证明，急性缺水可引起脱水和死亡。长期慢性缺水可加速衰老，引起泌尿系统结石、有害物质蓄积、白内障、肠道肿瘤等。

水摄入量超过肾脏排出的能力则可引起水过多和水中毒。水中毒可引起脑细胞肿胀、脑组织水肿、颅内压增高，引起头痛、恶心、呕吐、记忆力减退，重者可发生渐进性精神迟钝、恍惚、昏迷、惊厥等。

中国营养学会建议，在温和气候环境进行轻体力活动后，成人每天至少饮水1200毫升，即一般容量杯子的6杯。如果在高温环境下劳动或运动，需增加饮水量，根据具体情况，每天需要2升～16升不等。

饮水的时间有学问

饮水的时间可分配在一天的任何时间。

建议：

清晨起床空腹喝1杯，晚上睡前喝1杯水。

平时要养成主动饮水的习惯，不要口渴时才饮水。

饮水要少量多次，一次性饮水不宜过多，每次250毫升左右为宜。

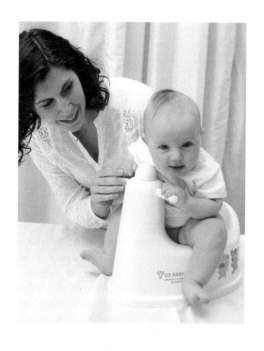

饮食调理，
不怕便秘

文／晓 羽

宝宝便秘，小肚子又胀又硬，排便时小脸憋得通红，还痛得哇哇直哭，妈妈看了别提有多心疼了。事实上，除了少部分病理原因造成宝宝便秘外，大多数宝宝的便秘是喂养不当引起的。从小培养宝宝良好的饮食习惯，适当训练宝宝排便反射，宝宝就不怕便秘，每天开开心心拉便便了！

宝宝水喝够了吗

纯母乳喂养的宝宝虽然不需要额外补充水分，但如果宝宝出汗较多，仍可以少量多次补充白开水。

喝配方奶的宝宝，容易大便干结，俗称"上火"。每次喝完奶粉后，让宝宝再喝点白开水，既能清洁口腔，又及时补充了水分。

已经添加辅食的宝宝，也要注意补充水分。吃的东西多了、杂了，缺少水分，大便干结会更加严重。

不管宝宝多大，即使长成大人，常喝白开水，都是一个良好的习惯。

宝宝吃得太精细了吗

刚添加辅食的小宝宝，可以喝些蔬菜汁、水果汁，然后过渡到蔬菜泥、水果泥，再过渡到直接吃蔬菜和水果。从小养成常吃蔬果的习惯，不容易发生便秘。蔬果中的糖分、纤维和水分，都有助于大便松软成形。

一些妈妈觉得宝宝少吃点饭没关系，多吃高蛋白质的鱼虾肉类就可以补回来了。事实上，主食之所以被称为"主食"，它就应该是宝宝每天摄入量最多的食物。碳水化合物中的糖，可以使大便变软。

1岁以上的宝宝，主食中可以适当添加各种粗粮。玉米、番薯、各种杂豆，都可以做给宝宝吃。每周吃1～2次粗粮，宝宝的便秘情况会大大改善。食物过于精细，在消化道内就缺少食物残渣，容易导致便秘。

宝宝会坐后，就可以使用便盆，学习每天定时排便了。起床后或早餐后都是较适合训练排便的时间。即使宝宝没有便意，也要坐上5分钟，时间久了，就能养成排便习惯。排便前顺时针按摩宝宝的肚脐四周，也有助于排便。良好的饮食习惯加上坚持的排便训练，宝宝很快就能告别便秘！

生病，是件宝宝痛苦，父母揪心的事儿。每个宝宝都有生病的经历，生病时你给他吃什么？怎么吃？吃多少？这些问题，父母既关心又为难。有人说，生病的孩子以药疗为主，饮食为辅。也有人说，药补不如食补，以食疗为主。其实，不管是药疗为主还是食疗为主，都应以孩子的疾病为依据，以疾病的程度为依据。对于急症病儿，药疗见效快，但有一定的副作用，如能配上适当的食疗，可以起到事半功倍的疗效。

宝宝常见病食疗宝典——过敏篇

文／中国福利会托儿所儿童保健营养师　王佳蕾

食疗，是通过食物的合理搭配和调配，组合成能调理身体和治疗疾病的饮食。食疗的前提是要重视脾胃功能，根据生病的宝宝的消化吸收功能给予不同的食疗方案。

过敏

什么是过敏？简而言之，"过敏"就是身体因不适应外来的异物而产生的反应。当这些变应原（过敏原）与其所产生的抗体在人体内相互作用，使器官组织细胞出现病症。宝宝最常发生的过敏有食物过敏、皮肤过敏、气喘等。

该怎样应对各种过敏？不断使用抗生素或激素抗敏药，让孩子今后越发依赖药物？

有科学数据显示，大部分儿童期的过敏都会在成人后自愈脱敏，只有少部分极敏感的孩子会终身过敏。除了药物之外，还有什么方法可以帮助孩子摆脱过敏？

1. 回避法：对于食物过敏的患者最有效的治疗方法是避免再次食用过敏食物。目前较为一致的看法是，并不需要终身忌食会引起过敏的食物。绝大部分的过敏者经过 3 ～ 4 年后，就可以试食。相隔几年以后再吃原先过敏的食物就不再会出现过敏的症状。不过开始试食时，数量要少些，要有一个逐渐适应的过程。

2. 沸疗法：对于生食水蜜桃、黄瓜、西红柿等瓜果食品过敏的宝宝，可以试着吃熟食，经过烧煮后的这些食品原有的抗原体遭到破坏，食用一般不会再过敏。

敏而对奶粉不过敏的宝宝。

3. 代餐法：对于牛奶过敏的宝宝，可以选食羊奶、豆浆或奶粉。因常常有对鲜牛奶过

4. 限食法：在某些季节、某阶段限制进食过敏的食物。

针对几种比较常见的过敏给家长们推荐几道食疗菜

A 宝宝过敏性皮疹：橘红肉糜豆腐羹

原料：净鸡脯肉 5 克，胡萝卜 40 克，豆腐 80 克。

调料：精油、盐少许，蛋清、鸡汤、水淀粉适量。

制作方法：

1. 鸡脯肉斩成茸，加入少许水、盐、蛋清、水淀粉拌成薄糊状待用；胡萝卜削皮煮熟剁成泥，豆腐改刀成丁待用。

2. 把炒锅上火烧热，放入鲜汤适量，加盐烧开，淋入鸡茸，加入胡萝卜泥、豆腐丁烧开，去除浮末，水淀粉略勾芡，淋入熟精油，出锅装盘即可。

适合年龄：1 岁以上宝宝。

营养功效：鸡肉富含优质动物蛋白，豆腐为优质植物蛋白，动植物蛋白互补，营养倍增，胡萝卜维生素 A 含量高，经常食用能增强宝宝的体质，也是食物过敏宝宝的滋补菜。

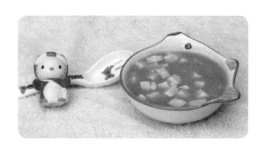

贴心提示：胡萝卜泥最好要用油来炒，以提高维生素 A 的吸收率。

B 宝宝气喘：冰糖枸杞京葱红枣茶

原料：红枣 10 克，京葱 2 克，枸杞子 3 克，冰糖 5 克。

制作方法：

1. 将京葱洗净切段，红枣略洗待用。

2. 在沸水锅里加入京葱段、红枣、枸杞子，用中小火煮到汤汁变浓，加冰糖溶化即可。

适用年龄：1 岁以上宝宝。

营养功效：红枣营养丰富，含糖量 60% 以上，矿物质和维生素充足，有提高人体免疫功能的作

用。京葱有较好的抗菌保健价值。这样组合后，便具有抗菌健脾、保肝补血、益气生津、抗过敏等功效。是特别适合在冬春之交给孩子喝的保健营养茶。

贴心提示：易喘、易咳的宝宝，可以多食用一些富含维生素 A 的食物并配以脂类以提高维生素 A 的吸收率，对上呼吸道黏膜有一定的保护作用。

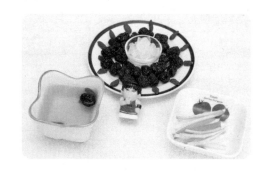

C 提高宝宝抗敏力：
清汤富贵鱼片

原料：鳜鱼 100 克，胡萝卜 4 克，京葱 2 克，番茄 5 克。

调料：盐 0.5 克，精制油 5 克，葱、姜、黄酒少许，蛋清、淀粉、酱油适量。

制作方法：

1、将鳜鱼刮鳞，去内脏、洗干净后，一剖为二，除去鱼肚档，用斜刀法批鱼肉成片（鱼肉朝上，鱼皮贴着砧板，由鱼肉切入皮，第一刀批至鱼皮上不断，第二刀将鱼皮切断，此种鱼片称作蝴蝶片）。在鱼片中加少许盐、黄酒、蛋清、淀粉，拌匀上浆待用，将胡萝卜、京葱切丝，番茄去籽切丝备用。

2、在干净炒锅中加入适量水烧开后，将鱼片分别投入，加热至熟，捞出，放入汤盆中。锅中留适量汤汁，放入葱段、姜块烧开后，撇去浮沫，捞出葱、姜，加少许酱油、盐、黄酒，烧开后，淋在鱼片上。

3、洗净炒锅，加入少许精制油，锅烧热后放入京葱丝、胡萝卜丝、番茄丝，炒出香味，放在鱼片上即可。

适合年龄：3 岁以上宝宝

营养功效：鳜鱼的蛋白质、脂肪、钙、铁、磷及维生素 B_1、B_2 等含量丰富。胡萝卜富含胡萝卜素，能提高宝宝免疫力，番茄为维生素 C 较丰富的瓜茄类食品，京葱能理气健胃，组合成养胃补肾、滋补强身的美味菜肴。

贴心提示：对易过敏的宝宝，可以用河鱼代替海鱼，而不要忌食所有鱼类，以免宝宝的营养吸收不均。

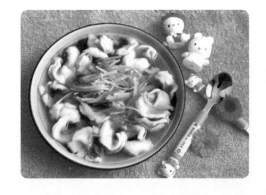

宝宝常见病食疗宝典——
反复上呼吸道感染、腹泻和呕吐篇

文／中国福利会托儿所儿童保健营养师　王　佳

上呼吸道感染

上呼吸道感染是宝宝常发病、多发病，一旦发病总是很麻烦，除了流涕、发热，甚至还会并发急性中耳炎、急性心肌炎等，所以父母要特别当心。

上呼吸道感染的原因

★ 外感风邪、夹时令之气。

★ 起居失常，寒暖失调，疲劳过度。

上呼吸道感染的防治及食疗原则

1. 取材方便。多选用普通食品，组合成有食疗效用的膳食。

2. 选用的食品和用料必须安全可靠。

3. 既可调理机体，又能平衡表里。

4. 既可防治感冒，又能补充营养，强身健体。

推荐粥点

百合鲜藕肉糜粥

原料：大米 10 克、百合 10 克、鲜藕 15 克、肉糜少许。

调料：葱花、盐、黄酒少许。

制作方法：先把百合、藕洗净然后切丁，与准备好的肉糜一起，待用。然后把大米洗净，锅中加水放入大米，用大火烧开，煮至米粒开花时放入待用的百合、藕丁及肉糜，一起熬煮成糊状，加入盐、黄酒，撒上葱花即可。

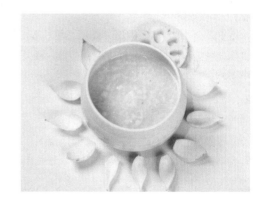

营养功效：百合及莲藕均有润肺调中作用，对肺燥咳嗽等有特效。

适合年龄：1岁以上宝宝。

贴心提示：还可以把百合和莲藕打碎后煮水给宝宝饮用，效果也不错。

腹泻、呕吐

腹泻和呕吐都是宝宝消化系统疾病中的常见症状。由于引起疾病的原因各异，表现也各不相同。有时呕吐，有时腹泻，还有时上吐下泻。根据疾病的症状和程度，采纳药疗和食疗相结合的疗法，效果会更佳。

腹泻宝宝的食疗原则

腹泻时，无论其发病原因如何，都不可避免地存在胃肠道消化吸收功能紊乱，所以应选用容易消化、含水分多、对胃肠道没有刺激性的食物，同时应少吃多餐。

1. 油脂类食物不易消化，应限食。

2. 辛辣食物对胃肠道有刺激作用，不宜食用。

3. 生冷食品能降低胃肠道的抵抗力，应少食。

4. 含纤维素多的食物（如芹菜、韭菜等）会增加胃肠蠕动，应尽量避免食用。

推荐粥点

山药胡萝卜泥蛋花粥

原料：怀山药10克，胡萝卜5克，粳米10克，鸡蛋1个，盐少许。

制作方法：怀山药切碎粒，胡萝卜切碎末，同粳米煮成粥后，再打入蛋花煮沸后加少许盐即可。

营养功效：补脾益止泻。对宝宝因脾胃虚弱所致的腹泻有疗效。

适合年龄：1岁以上宝宝。

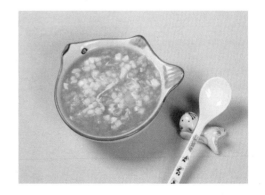

呕吐宝宝的食疗原则

1. 伤食引起的呕吐：吐出的食物多呈酸臭乳块或不消化食物。应和胃消滞，节制饮食，最好禁食一两顿。而后要吃得清淡少油，吃稀软、易消化的食物，如米汤、稀粥、面片等。少食多餐，忌食辛辣、油腻等。

2. 胃热引起的呕吐：进食即吐，呕吐物酸臭，唇干舌燥，大便气秽或秘结等，应清热和胃。

3. 胃寒引起的呕吐：病起较缓，病程长。食久方吐，吐出多为清稀痰水或不消化乳食，不酸不臭，腹痛便稀等，应温中散寒。

4. 肝气反胃引起的呕吐：呕吐酸气，嗳气频频，腹胀满痛，多啼易怒，应疏肝理气。

推荐粥点

冰糖芦根糯香粥

原料：鲜芦根10克，鲜竹茹2克，生姜汁半匙，粳米15克，冰糖适量。

制作方法：芦根、鲜竹茹切碎洗净，煎煮20分钟，去渣，粳米洗净后倒入煎好的汁内，煮粥至稠厚，倒入生姜汁、冰糖，煮2分钟，调匀。每天1剂，分3次服，连服数天。

营养功效：有祛胃热、止呕吐的作用。

适合年龄：1岁以上宝宝。

贴心提示：生姜有很好的暖胃、散寒、止吐的作用。

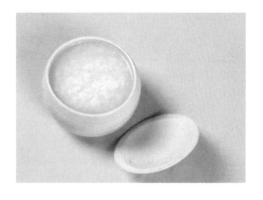

给发热宝宝的
5个饮食建议

文／上海交通大学附属儿童医院研究员　蒋一方

　　发热在幼儿中很常见。宝宝肛温在37.8～38.5℃时称为低热，大于39℃时称为高热。从医学角度讲，幼儿发热只是一种症状。如感冒、咽炎、肺炎、扁桃腺炎等呼吸系统疾病皆会引起高热。发热的原因大多为病毒所引起，也有的是细菌感染所致。宝宝发热应首先查明原因，并及时给予相应的治疗。

宝宝发热时身体会出现一些变化，如新陈代谢加快，出汗多，体内的盐分和水分大量流失。发热时宝宝的食欲会减低。这主要是由于发热本身和细菌毒素可影响食物中枢的活动，减低食欲；另一方面，发热时体内消化液的分泌减少，胃肠运动功能显著减弱，会出现口干，口腔有异味，食物在胃肠道停留时间延长，或发酵过程变长，产生肠胀气，常导致宝宝有饱胀感和便秘。这些情况是宝宝发热时不愿进食的主要原因。此外，发热时会增加 B 族维生素的消耗而影响食欲。鉴于发热时宝宝消化系统功能存在明显的改变，所以应在对因治疗的同时，注意口腔卫生，补充水分，给予清淡、易消化吸收且脂肪较少的饮食，具体做法上有 5 个建议。

1 多喝白开水、果汁，或清凉饮料。白开水最适宜来补充发热丢失的水分。矿泉水可以补充一些盐分，可间断饮用。但蒸馏水、纯水或去离子水都不适宜。充气饮料或市售加糖果汁不宜喝。而自制鲜果汁或市售的纯鲜果汁如橙汁、苹果汁、西瓜汁、猕猴桃汁均可，但不可替代白开水。此外，如绿豆汤、绿豆百合米仁汤、荸荠汤等也可，有清热除湿功能。如宝宝每次喝水不多，可增加饮水次数。及时补充足够水分，有利降温，并可加速体内废物的排泄。

2 发热时消化系统功能低下，应给予流质或半流质食物。其中大米粥、大米苡仁粥、大米山药粥、牛奶大米粥、蛋花粥都可选用，均应煮成稠的薄粥，不宜加入荤菜如虾、鱼、

猪肉等，粥要非常软烂易消化。烂面条、面片汤只要清淡少油、易消化都可以。如有口气、大便干等内热症状的宝宝，适宜喝焦米汤，即"半碗大米不要洗，放在锅里慢慢炒成金黄色，需 20 多分钟，然后放在大锅里加水烧成粥"。焦米汤的米粒入口即化，有米香，具有消导胃肠道的功效，对退热或便秘都有好处。

3 发热宝宝饮食上要忌口。不要吃辛辣刺激性食物，注意挑选凉性或平性的食物与水果，如冬瓜、土豆、黄瓜、鸡毛菜、绿花菜、卷心菜、香蕉、苹果、柚子等，也不要吃中医讲的"发"的食物，如香菇、蘑菇、南瓜、雪里蕻咸菜、海鲜、笋等。饮食要清淡，忌油腻、忌油煎、炸、烤食物及不消化食物，烹调应酥软烂、可口，少食多餐。

4 宝宝发热食欲不佳，此时不可强制宝宝吃东西。要鼓励宝宝多喝水，告诉宝宝多喝水可以早点退热的好处。但有的父母见孩子因发热不思饮食，唯恐影响了营养供给和发育，于是强迫孩子吃肉类、鸡蛋等高蛋白质食物。这样做往往弊大于利，违背了人性化喂养的基本原则，要轻言细语鼓励宝宝，使宝宝能在安静的环境中抵御疾病。

5 在医生指导下，适当给退热后的宝宝及时补充维生素 B_1、B_2 和维生素 C，对改善食欲有明显效果，这是因为发热使这些维生素消耗过多。是否还需要补充其他维生素可由医生来决定。同时，还可根据孩子的舌苔及其他临床表现，在恢复期选择合适的中成药来健脾开胃，或辨证后服用中药汤剂，这些都是有利于康复的好办法。

严冬初春，
饮食调理助宝宝生长

文／复旦大学附属儿科医院教授　时毓民

严冬初春，气候寒冷，人体受到寒冷气候的影响，在生理功能和食欲方面都会发生变化。此外，宝宝在严寒季节户外活动减少，室内外温差较大，机体免疫及调节功能下降，容易感冒，因此如何调整好饮食，保证人体必需营养需求，对提高宝宝耐寒能力、防止感冒、促进生长发育都是十分有益的。

提供充足的蛋白质及能量

寒冷的季节会影响人的内分泌系统的惯常运作，如甲状腺素、肾上腺素的分泌增加，加速了蛋白质、脂肪和糖的分解，使机体的耐寒能力增加，但也造成了人体内热量散失较多。同时，宝宝新陈代谢较成人快，生长发育迅速，更需要充足的能量供给。因此，可适当给宝宝增加碳水化合物及脂肪类的食品如马铃薯、芋艿、芝麻、猪肉、狗肉等，以补充体内热能。宝宝正处于生长发育的旺盛时期，需要充足蛋白质的补充，其供给量约占总热量的30%。富含蛋白质的食品如鸡蛋、鱼、牛奶、豆制品、动物肝脏等都是优质蛋白质，且富含必需的氨基酸，营养价值高，可增强宝宝抗病和耐寒能力。

增加含维生素的食品

许多宝宝不爱吃蔬菜，加之严寒季节是蔬菜的淡季，品种也较少，少吃蔬菜的孩子容易缺乏维生素。若维生素B、维生素C缺乏就易患口角炎、牙龈炎、牙龈出血、便秘、消化不良等疾病，预防的方法是尽量让宝宝多吃绿叶蔬菜、各种野生植物、猕猴桃、土豆、甘薯、番茄、玉米等。寒冷季节也容易缺少维生素A、D，孩子容易患反复呼吸道感染、佝偻病，应多吃胡萝卜、动物肝脏、白萝卜、牛奶等，同时加上含钙量高的豆制品、海产品、芝麻、香蕉等。

不同体质宝宝的食疗选择

气虚型：宝宝表现为易反复感冒，活动后易乏力，舌淡脉弱。

食疗方：黄芪炖鸡、百合莲子汤、枸杞子、太子参红枣汤等。

脾虚型：宝宝表现为食欲减少、面色黄、大便稀且有时含有不消化物，舌质淡。

食疗方：薏苡仁、扁豆、山药小米粥等。山药含有蛋白质、维生素和微量元素，此外，还含有较多的药用保健成分，如薯蓣多醣、山药素、胆碱、尿囊素等，可刺激和调节免疫系统，有健脾胃、补肾作用。

肾虚型：宝宝表现为生长发育落后、遗尿、舌胖淡。

食疗方：鸽子汤、荔枝红枣汤、猪肾粥、核桃肉等。

冬季宝宝的食物要合理搭配，经常调换品种，这样可以达到平衡饮食的要求，以满足宝宝生长发育的需要。

不同年龄宝宝的食疗选择

4～6个月：

米粉白菜鱼肉粥

材料：米粉25克，鱼肉15克，大白菜25克。

做法：将米粉加水捣成糊状，放入锅中，大火煮沸5～8分钟。将大白菜、鱼肉洗净后，分别剁成泥状混合放入锅中，继续煮至鱼肉熟，加少许盐调味。

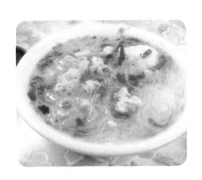

7～9个月：

大米瘦肉粥

材料：粳米30克，猪瘦肉25克，鸡蛋1个，食盐2克。

做法：将猪肉剁成泥状，鸡蛋去壳后将蛋液打散。将粳米洗净加水，大火煮开后，用小火煮八成熟时加肉泥，再煮至肉熟，将蛋倒入肉粥中，大火煮至蛋熟，加少许盐调味。

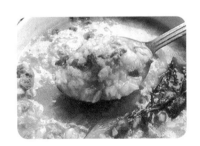

10～12个月：

胡萝卜鸡肉盖浇饭

材料：取软米饭50克，鸡脯肉25克，胡萝卜30克，酱油、糖、豆油适量。

做法：将鸡脯肉剁成泥状，胡萝卜剁成末。放油至锅中烧热，投入鸡脯肉及胡萝卜煸炒至熟。加入酱油、白糖翻炒、调匀，铺在米饭上食用。

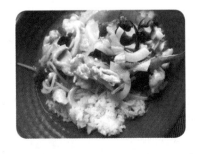

宝贝饮食的10个非常提醒

1 饭前喝汤好：饭前喝少量的汤，好比运动前做热身，能使消化器官活动起来，消化腺分泌足量消化液，也能让孩子很好地进食，饭后也会感到舒服。

2 吃好早餐：早餐的好坏直接关系到孩子的生长发育。如果早餐吃不好，孩子在上学时就会出现反应迟钝、精力不足等现象，还易发生低血糖。

3 午餐前不要喝果汁：午餐前40分钟喝果汁会影响孩子午餐的进食量，果汁中过量的糖分也会让孩子食欲降低，影响其他营养的摄入。

4 馒头的营养更好：面包色、香、味都比较好，但由于是用烘炉烤出来的，面粉中赖氨酸在高温中会发生分解。而用蒸气蒸馒头则无此弊，从营养价值来看，蛋白质含量更高些。

5 鲜鱼和豆腐合吃提高对钙的吸收：鱼体内含丰富的维生素D，豆腐则含有较多的钙，若将豆腐和鱼一起食用，借助鱼体内丰富的维生素D，可使人体对钙的吸收提高20倍。

6 喝豆浆注意事项：最好不要在豆浆中冲入鸡蛋，因为鸡蛋中黏液性蛋白容易和豆浆中的胰蛋白酶结合，会产生不被身体吸收的物质，减少豆浆的营养价值。

7 不宜喝过多碳酸饮料：汽水会降低宝宝胃液的消化力、杀菌力，影响正常食欲。可乐里的咖啡因还对中枢神经系统有较强的兴奋作用，也是小儿多动症的病因之一。

8 吃鸡蛋的禁忌：不能多吃。鸡蛋吃得过多，不仅不能被人体充分利用，这些体内消化不掉的蛋白质还会加速细菌腐败，生成对宝宝身体有毒害的物质。

9 饮食注意酸碱平衡：食物中的鱼肉禽蛋米面为酸性，蔬菜、水果、豆制品为碱性。人体内存在自动调节酸碱平衡系统，只要饮食多样化，吃五谷杂粮，就能保持酸碱平衡。

10 不要吃汤泡饭：如果汤和饭混在一起吃，食物在口腔不经过嚼烂就同汤一起进入到胃里了，不利于食物的消化和吸收，时间长了，还容易导致胃病，不利于孩子的生长发育。

宝宝健康吃出来

文/殷 姿

关键词：平衡膳食

平衡膳食又称合理膳食，主要是指该膳食提供的必需营养素种类要齐全（已知的有 40 多种），数量和比例要合适（不多也不少），并能保持营养素之间的平衡，以满足人体生长发育和保持健康所需。

要让宝宝吃得好、长得好，爸爸妈妈们必须要学会组织好家庭平衡膳食哦。

关键词："四把尺子"

"四把尺子"是组织家庭平衡膳食的基本原则。

1 食物多样化原则

每天菜谱应包括 5 组食物：粮食组、蔬菜组、水果组、动物性食品组、奶及乳制品、豆奶及大豆制品组，缺一不可。

每天摄入食物品种的总数宜保持在 15～20 种，吃得杂一些，广一些。

每周要安排 1～2 次，摄入一些富含特殊营养成分的食品，例如肝脏，海带或紫菜，硬果类如核桃、瓜子类、花生等。

2 食物均衡性原则

按比例吃，同时还要注意食物的合理搭配。

3 适量原则

避免摄入过多油脂和糖类等。要挑选低脂肪、低饱和脂肪酸和低胆固醇膳食，用糖、用盐（钠盐）要适量。2 岁前不加味精，1 岁前不加白糖。

4 个体化原则

食物的天然属性应与孩子体质尽可能保持一致；食量应与孩子的体力活动相平衡；食量应与孩子目前营养状况相一致。

妙 语

● "什么都吃，抹布不吃"：要让宝宝不挑食、不偏食，爸妈以身作则很重要，所以大人吃饭时一定要装出什么都爱吃的样子。

● "3种口味"宝宝最爱：糖醋味、红烧味、茄汁味。掌握了这个烹调法宝，还怕宝宝不买"大厨"的账吗？

● 杂粮要少吃、巧吃：杂粮纤维丰富，利于通便，但宝宝不宜多吃，特别是杂粮粥。杂粮粥大多属于高血糖生成指数食品，易增加血糖浓度，宝宝和糖尿病患者都不能吃。宝宝吃杂粮，最好是吃煮玉米、蒸红薯，或是吃全麦面包、玉米馒头、高粱馒头等。

● 不要迷信橄榄油：橄榄油比较适合用于凉拌菜、拌面条及做汤，平时炒菜还是用烹调油更好。

● 空营养的能量炸弹：多喝饮料不健康，怎样劝爱喝饮料的宝宝"放弃这一口"呢？告诉他，这可是"空营养的能量炸弹"，喝多了，会把骨头炸空，稍不留心，就会骨折呢！

● 吃肉看看几条腿：禽畜河海鲜要轮换地吃，四条腿的（畜类）不如两条腿的（禽类），两条腿的不如一条腿的（鱼类）。

● "头牌"维生素C蔬果：木瓜、橙子、猕猴桃、新鲜大枣、青椒、西兰花、土豆和豌豆，这些蔬果中维生素C含量最丰富。

● 焦米汤降火：宝宝上火或生病时，把未洗的大米直接放入铁锅内炒，不放油哦，炒至大米焦黄，加水煮成粥。

● "四兄弟"红烧肉：将肉、豆腐干、胡萝卜和白煮蛋一起炖煮，不仅味道好，而且因搭配合理，提高了食物蛋白质的生物价值。

● 荤素丸子：将胡萝卜、土豆等蔬菜和肉一起做成荤素丸子，不爱吃蔬菜的宝宝也爱吃。

● 夏季清凉餐：炒三丝——甜椒丝、土豆丝、胡萝卜丝，还可再加上肉丝一起炒，用自己摊的薄饼卷上，配上一碗绿豆稀饭，营养、好吃又清凉。

合理营养，给宝宝口腔一生健康

文/广东省深圳市妇幼保健院副院长 刘寿桃
广东省深圳市妇幼保健院口腔疾病防治中心医师 郝高峰

"哈，宝宝长牙啦！"

眼看着宝宝的牙齿从无到有，井然有序地长出来，又从一个个洁白的乳牙换成一个个形态各异、微微发黄的恒牙。在惊叹大自然的神奇和有趣之余，你是否对这个成长过程感到过困惑？

那些坚硬的牙齿是怎么形成的，又是怎么蛀坏的？为什么有的人牙齿整齐得好像仪仗队，有的人牙齿却东歪西倒，好似游兵散勇？这些有趣的牙齿问题很值得探究一番哦。

你知道吗？合理的营养对宝宝一生的口腔健康很重要。

维生素与牙齿发育的关系

维生素是儿童生长发育不可缺少的营养物质，不同的维生素缺乏，对牙齿和颌骨的影响不同——

维生素A缺乏→牙齿萌出缓慢，牙体发育不良，牙基质形成与钙化受阻。

维生素B缺乏→牙槽骨发育不良，牙齿排列不齐。

维生素C缺乏→牙本质细胞退化，牙齿细小并变脆。

维生素D缺乏→牙齿发育不良、萌出延迟、牙列不齐等。

合理营养，保护口腔健康

远离可乐类饮料和运动饮料

可乐类饮料和运动饮料都含有一种或多种酸，如磷酸和柠檬酸；且其中糖分较多，口腔中的细菌可以利用其中的糖分产生酸，分解牙齿硬组织，造成牙齿脱矿。

TIPS：如果宝宝一定要喝这类饮料，建议使用吸管，但是要记住喝完后不要立即刷牙，最好是先用清水漱口，半小时后再刷牙。

多吃口腔保健食品

鼓励孩子多吃一些口腔保健食品。核桃仁中的油和涩性物质等对牙齿过敏可以起到一定预防作用；吃梨可洗刷牙面，按摩牙龈，改善血液循环；粗纤维食物如芹菜等可以扫掉一部分牙齿上的食物残渣，减少蛀牙的机会；乳酪则是钙的良好来源之一；木糖醇不能被口腔中产生龋齿的细菌发酵利用，且能促进唾液分泌，防止龋齿的产生。

多补充有营养的物质

多补充有营养的物质，使牙齿发育良好，长得牢固结实，才可以增强体质，获得健康。家长要注意调节宝宝的饮食，避免挑食、偏食，并适当多吃粗糙、含纤维素的食物，以增强牙齿的咀嚼功能、自洁作用和抗龋能力。

特别提醒：日常口腔保健很重要

牙齿刚生病的时候不痛不痒，孩子没什么感觉，家长也不容易发现，等到出现牙痛或者可以明显看到牙齿损坏的时候，牙齿可能已经坏得很严重了。此时不仅治疗麻烦，治疗费用大大增加，而且会增加孩子治疗的痛苦。所以牙齿的保护要防患于未然。

在保证宝宝合理营养的同时，一定要养成宝宝良好的口腔卫生习惯，做到饭后漱口、早晚刷牙；可以在医生的指导下使用氟化物和"窝沟封闭"保护牙齿；定期（半年左右）进行口腔检查，早期发现牙病，早期采取措施。

夏季是一年中最容易缺锌的季节。每年 7、8 月份看病的宝宝，缺锌的发生率高达 60% 以上。

宝宝夏季须防缺锌

文／山东省济南市第一人民医院主任医师　王黎生

为啥夏季易缺锌

摄取不足

夏天宝宝容易患上消化道疾病，从而影响锌的吸收；锌主要来源于动物蛋白食品，但在夏天宝宝往往不喜欢吃荤腥，也会导致锌摄入减少。

出汗多

夏天宝宝易出汗，较多的锌汗随液中流失，一天内可流失高达 4 毫克的锌。

锌需求增多

春夏季节宝宝生长发育较快，需要的锌量大，所以容易出现锌缺乏。

其他原因

人工喂养的宝宝更容易缺锌。初乳中含锌量比成熟乳高，若宝宝出生后没有哺初乳，或妈妈母乳不足，又没有及时给宝宝添加富含锌的辅食，会导致宝宝锌摄入不足。

一旦缺锌，就会使宝宝的味觉减退、食欲不振，进食减少，进一步加重缺锌，形成恶性循环。

捕捉缺锌的蛛丝马迹

妈妈如果能及时发现宝宝缺锌的迹象，及时告诉医生，再结合检查结果，医生就容易做出综合判断。

潜在因素

这些宝宝容易缺锌：早产宝宝，非母乳喂养的宝宝，不吃荤、偏食挑食的宝宝，患佝偻病的宝宝，易出汗的宝宝。

身体发育

宝宝生长发育迟缓，身高、体重、头围等发育指标明显落后于同龄儿童，显得比较矮小。

智力发育

与同龄孩子比较，动作及语言发育迟缓，记忆力低下。

消化功能

缺锌使唾液中磷酸酶减少，味蕾功能减退，故出现厌食、偏食、口腔炎、口腔溃疡等，严重时常有精神不振、萎靡、抑郁、行为异常等症状。

免疫系统

细胞免疫及体液免疫功能异常，抵抗力下降，容易患病，特别是呼吸道疾病。

锌元素的检查

"发锌检测"是通过头发检测锌的含量，是不可靠的。1986 年世界卫生组织就明确指出，"发锌只能作为群体营养及环境污染监测指标，不能作为判断个体锌营养状况的可靠指标"。有些宝宝通过发锌检测出来的指标是缺锌，但实际上通过血锌检测的指标完全正常，所以应根据血锌检测，来确诊宝宝是否缺锌。

血清锌 (Zn) 正常值：7.65～22.95 微摩尔／升（50～150 微克／分升）。

如果血锌水平在正常低限以下，方可做出缺锌诊断。

缺锌的预防措施

保证日需量（中国营养学会推荐）

初生~6个月的宝宝	7~12个月的宝宝	
3毫克	5毫克	
1~3岁的宝宝	孕妇	乳母
10毫克	20毫克	20毫克

母乳喂养

母乳中锌的含量和吸收率高。从宝宝摄取母乳中的锌的角度讲，母乳喂养至少要持续到宝宝 3 个月大。

辅食添加

牛肉、羊肉、猪瘦肉、动物肝脏、花生、黄豆、胡萝卜、牡蛎等锌的含量较高。

动物性食物的含锌量高于植物性食物，并且动物蛋白质分解后所产生的氨基酸能促进锌的吸收，吸收率在 50% 左右。

植物性食物中的锌，可与植物酸和纤维素结合成不溶于水的化合物，从而妨碍人体吸收，锌的吸收率仅在 20% 左右。

人工喂养的宝宝应从 4 个月起，开始添加容易吸收的富锌辅食：瘦肉末、蛋黄、鱼泥、肝、牡蛎、花生米粉、核桃仁粉等。

均衡膳食

从小养成宝宝不挑食、不偏食的好习惯，注重饮食结构合理平衡，粗细杂粮混合搭配。不要让宝宝吃过多的白糖和甜食，以免影响锌的吸收。

止汗减排

试试以下方法，减少宝宝出汗：
● 龙眼肉 10 克、浮小麦 25 克、黑豆 20 克、红枣 10 克，煎服。连续服用 2 周。
● 莲子 15 克、龙眼肉 10 克、红枣 30 克、糯米 20 克，每天煮粥喝。连续服用 2 周。
● 黄芪 15 克、红枣 10 克，煎服。连续服用 2 周。

补充锌剂

宝宝缺锌应根据身体的需要进行补锌，切不可把补充锌的药物当成万能的"营养滋补品"，以防对宝宝的健康带来危害。

常用葡萄糖酸锌，每天剂量为锌元素 0.5～1.0 毫克／千克，相当于葡萄糖酸锌 3.5～7 毫克／千克，疗程一般为 2～3 个月。

其他制剂如硫酸锌、甘草酸锌、醋酸锌均较少应用。

长期静脉输入高能量者，每天锌用量为：早产儿 0.3 毫克／千克；足月儿～5 岁 0.1 毫克／千克；＞5 岁 2.5～4 毫克／天。一定要在医生指导下应用。

准妈妈也要补锌

有缺锌倾向的准妈妈应注意补锌，这样可以保证宝宝能够获得充足的锌。

饮食补锌安全、有效，准妈妈应多吃牡蛎、动物肝脏、肉、蛋、鱼以及粗粮、干豆、核桃、瓜子等含锌较多的食物，尽量少吃或不吃过于精制的米、面。

宝宝腹泻及饮食调整

腹泻亦称消化道紊乱，是婴幼儿时期最常见的一种疾病。婴幼儿消化器官发育尚不完善，对食物的耐受力较差，同时，婴儿所需营养物质相对成人更多，因此容易引起消化功能紊乱。一些外部的因素也可引起宝宝腹泻，常见的有：饮食过量、长期营养不足或不平衡、天气太热或太凉、细菌或病毒感染等。

婴儿腹泻病因各异，其临床表现也各不相同。有的宝宝感染细菌和病毒，会出现大便次数较平日迅速增多，质地变稀，呈稀水样，有时带有黏液或脓血，常伴有食欲差、呕吐、发热、尿量减少等症状，须及时去医院诊治。有的宝宝因喂养不当或其他原因，可出现大便次数增加 1 ~ 2 次，大便呈糊状，水分不多，无呕吐、发热，精神与食欲正常，小便多，无失水等现象。

饮食调整措施

1 饮食过多

要减少饮食量，使宝宝的肠胃得以休息。吃配方奶的宝宝可暂时减少每顿的奶量，并用米汤稀释。已添加辅食的宝宝，应暂停辅食，待腹泻停止后，再逐渐添加。母乳喂养的宝宝应继续吃母乳，但妈妈在给宝宝喂奶前要喝一大碗温开水。

2 长期营养不足或不平衡

对这些宝宝一定要耐心细致地调治。因为宝宝已形成慢性营养不良（俗称奶痨），肠胃消化功能差，若营养食品添加过快，反可引起更多次腹泻。

可以逐步少量添加蛋白质食物。

补充水溶性维生素（维生素 B_1、B_2 和维生素 C），一天 2 ~ 3 次，每次 1/2 ~ 1 片，压碎喂服。

鱼蛋白粉含有丰富的优质蛋白质，已脱去脂肪，而且不含乳糖，用以治疗婴幼儿腹泻，效果很好。6 月龄宝宝每天 5 克，加入米汤内服，6 月龄以上宝宝每天 10 克，加入米粥或米粉内服。

胡萝卜泥富含果胶，有使大便成形及吸附细菌的作用，对腹泻也有疗效。

3 致病性大肠杆菌腹泻

如不严重，只须严格消毒一切食物、用具。注意口服补液，减少牛奶量，暂停辅食。宝宝如有高热或大量水泻，应到医院诊治。

4 轮状病毒腹泻

这种腹泻有自限性，7 ~ 10 天自愈。发病时须减少膳食和补充水分，口服液体疗法最为便利有效，以少量多次为好。

宝宝腹泻的预防

● 根据营养原则和不同年龄的需要，安排合理膳食，使食物的营养素均衡。

● 注意冷暖适宜，平时多喝水。

● 最主要的是护理人员（包括父母、保姆等）必须健康无病，注意清洁卫生，喂哺用具必须每次煮沸消毒。

宝宝营养不良的早期信号

文／复旦大学附属儿科医院教授　时毓民

　　虽然现在大家的生活水平有了极大的提高，但由于喂养不当等诸多原因，近年来小宝宝营养不良仍较常见。长期营养不良，可导致宝宝智力发育障碍、今后劳动能力丧失、免疫力下降而引起多种疾病等。

　　宝宝营养状况不良往往在疾病出现之前就已有种种信号了。父母若能及时发现这些早期信号，并采取相应措施，就可将营养不良扼杀在"萌芽"状态。

预示营养不良的早期信号

● 宝宝反应迟钝、表情麻木、面色苍白，提示体内缺乏蛋白质与铁质。

你该这么做：多给宝宝吃海产品、瘦肉、乳制品、鸡鸭血、蛋黄等高铁、高蛋白质的食品。

● 宝宝忧心忡忡、胆小惊恐、睡时惊哭、口角发炎，表明体内 B 族维生素不足。

你该这么做：给宝宝特别补充一些豆制品、鸡鸭肝、核桃仁、绿叶蔬菜、麦片、土豆等 B 族维生素丰富的食品。

● 宝宝行为与年龄不相称，较同龄宝宝幼稚可笑，表明体内氨基酸不足。

你该这么做：在宝宝的食谱中增加高蛋白质食品，如猪牛瘦肉、鸡鸭、豆类、奶、蛋等。

● 宝宝夜间磨牙、枕后脱发、易惊醒、盗汗，常是缺乏钙质的信号。

你该这么做：及时给宝宝增加绿色蔬菜、乳制品、鱼肉松、虾皮等。

● 宝宝喜欢吃纸屑、泥土等异物，称为"异食癖"。多与缺乏铁、锌、锰等微量元素有关。

你该这么做：海带、花生、木耳、蘑菇等含锌较多，禽肉及海产品中锌、锰含量高，可适度给宝宝补充。

● 宝宝脸上出现"虫斑"，这种以表浅性干燥鳞屑性浅色斑为特征的变化，实际上是一种皮肤病，称为"单纯糠疹"，源于微量元素、维生素缺乏，同样是营养不良的早期表现。

你该这么做：给宝宝补充蔬菜、坚果类、苹果、柑橘、猕猴桃、葡萄等。

● 宝宝过度肥胖也属于营养不良，起因于挑食、偏食等不良饮食习惯，造成某些"微量营养素"（主要包括维生素 B_6、维生素 B_{12}、烟酸以及锌、铁等元素）摄入不足所致。

你该这么做：纠正宝宝挑食及偏食的习惯，适度增加运动。

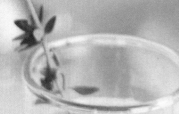

生了孩子，身材变形了？
工作、家务和孩子，忙得你团团转，体重却只增不减？
体重管理专家教你聪明地吃，吃出苗条来。

巧吃冰淇淋，
解暑又健康

文／周彦妮　专业支持／Weight Watchers 慧优体

创意冰淇淋 DIY

酸奶冰淇淋
（1 杯 180 克　4 棒点）
将酸奶180 克放入冰箱
冷冻 3 小时即可。

酸奶水果冰淇淋
（1 杯 180 克　3 棒点）
100 克酸奶中加入切好的菠萝 50 克、番茄 30
克，放入冰箱冷冻 3 小时即可。

中式解暑甜品

中国的古人会根据节气调节饮食，创造出了像绿豆汤这类健康低脂又经济实惠的解暑佳品，这些智慧很值得我们借鉴哦。

天好热啊！红的、黄的、白的、紫的，大街上、小巷口、便利店、大卖场，各式各样的冰淇淋，用它们的艳丽色彩、浓郁奶香和仿佛看得见的丝丝凉意召唤着你驻足停留。

可是，这些清凉美食有着惊人的热量，吃还是不吃？

正在为此纠结的年轻妈妈，不妨试一试我们的吃冰淇淋妙招吧。

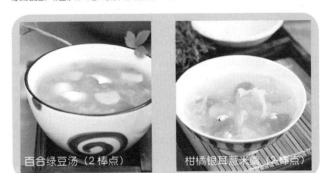

百合绿豆汤（2 棒点）　　柑橘银耳薏米羹（2 棒点）

吃冰淇淋的黄金法则

● **挑品种**：首选冰棍，次选雪糕，再选冰淇淋。

夏天吃冷饮主要是为了消暑解渴，但很多冷饮就是嘴上凉，只能暂时解暑，不能持久解热、解渴，尤其是冰淇淋，奶油和糖分太多，越吃越渴。其实，喝白开水和盐汽水，可以有效消暑解渴，补充人体所需的水分和盐分，而且都是 0 棒点。但如果你就是贪恋那"嘴上的痛快"，那么，水分多糖分少的冰棍是首选哦。

● **辨口味**：首选水果味，次选巧克力或果仁味。

不同口味的冷饮，因加入的材料不同，其热量也不同。怕胖的话还是选水果味吧。

● **选品牌**

不同品牌的冰淇淋，即使分量相同、口味相似，其棒点值也有差异。你可以通过阅读冰淇淋外包装上的营养成分表进行选择，尽量选脂肪和热量比较低的品牌。

● **看分量**：尽量选择迷你装、小包装。

市场上常见的巧克力口味蛋筒冰淇淋1支约70克，是8个棒点，而一份迷你装的小蛋筒则大约20克，就只有3个棒点。

果汁冰棍

（1支60克 1棒点）

将果汁倒入冰棍模具中，冷冻3小时即可。

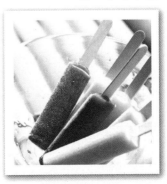

宝宝发热时的
饮食宜忌
文／晓 望

发热是宝宝常见症状。发热了，宝宝胃口不好，最让爸妈着急。其实，合理的饮食调理不仅可以保证宝宝正常的生长需要，还能促进肠胃蠕动，增强食欲，有助宝宝康复！

母乳喂养要继续

母乳喂养的宝宝发热时，母乳喂养不用中止。母乳易消化，能保证宝宝的营养需求，而且其含水量高，可供给充足水分。

配方奶可冲得淡些

人工喂养的宝宝发热时，配方奶可冲得淡些。高热时，宝宝的消化和吸收功能相对减弱，体内高温容易使蛋白质变性而更不易消化吸收。把配方奶适当冲淡，可适当减少蛋白质摄入，同时补充水分，更利于宝宝消化吸收。注意：宝宝退热后，应按原比例冲调奶粉。

勤喂温开水

宝宝发热时，水的消耗量比平时大。在退热时更要借助发汗降低体温，如果水分供应不足，汗出不透，不易退热。另外，宝宝患病时，要通过肾脏由尿里排出体内的废物和毒素，如果水分供应不足，会影响肾脏的排泄功能。给发热的宝宝多喂些温开水是非常必要的。

适当喂些糖盐水

宝宝发热如伴有腹泻，可适当喂些糖盐水（配置比例为500毫升水加一小匙糖和半啤酒瓶盖盐），补充电解质，以防脱水。一开始，每隔15～20分钟喂15毫升。等宝宝适应后，再逐渐增量，直到每隔半小时左右喂120毫升，4小时内可服500毫升。

以流质和半流质饮食为主

宝宝患病急性期可食用流质食物，常见流质食物有：

● 牛奶。牛奶可供给宝宝一定的蛋白质，可加水稀释，以补充更多水分，也有利于消化。

● 米汤。米汤可供给宝宝碳水化合物，其水分充足，便于肠胃吸收。把大米煮烂后去渣即得米汤。

● 绿豆汤。绿豆属凉性，有清热解毒的作用。

● 鲜果汁。在夏季，可以喝西瓜汁，有清热解暑、止渴、利尿作用；在秋冬季节，可以喝鲜梨汁，有润肺、清心、止咳、祛痰等作用；新鲜橘子汁，有祛湿、化痰、清肺、通络等作用。注意：如果宝宝的感染引起了口腔疼痛，不宜喝柑橘类饮料，因为此类饮料的酸味会刺痛口腔。

宝宝在恢复期或退热期可食用半流质食物，常见半流质食物有：稀饭、烂面等。

爸爸妈妈要注意的
5 个 "不宜" ——

● **不要勉强发热宝宝吃东西**

　　若发热宝宝食欲不佳，不要勉强他吃东西，以免吃完后引起胃部不适，甚至呕吐。但一定要注意补充水分。

● **宝宝发热不宜多吃鸡蛋**

　　鸡蛋内的蛋白质在体内分解后，除了释放食物本身的热量，还刺激人体产生一些额外的热量，使宝宝机体热量升高，加剧发热症状，并延长发热时间。

● **宝宝发热不宜多吃糖**

　　宝宝发热时，消化液分泌减少，消化酶活力降低，胃肠运动缓慢，消化功能失常，常常表现为食欲下降。中医认为"甘能伤脾"，此时如果让宝宝吃过多甜食，会消耗体内大量维生素，使口腔内唾液减少，食欲反而变得更差。尤其饭前吃糖过多，会引起血糖升高，使患儿失去饥饿感，更不愿吃东西。同时，吃过多甜食还会降低免疫力。

● **宝宝发热不宜换食**

　　宝宝发热期内不宜突然进食过去没有吃过的食物，以免造成腹泻。

● **不宜进食过多、吃刺激性食物**

　　宝宝发热若伴有咳嗽，不宜进食过多，以防呕吐，同时，不宜吃海鲜或过咸、过腻的菜肴，以防引起过敏或刺激呼吸道，加重症状。

断奶特别关注，
宝宝免疫加固全计划

文／复旦大学附属儿科医院教授　时毓民

断奶前后是宝宝免疫脆弱期，需要精心呵护才能让宝宝有效远离疾病。在这个特殊时期妈妈该做些什么？如何为宝宝的免疫力加分？

断奶期的宝宝为何容易免疫力低下？这是因为断奶实际上就是改变宝宝的饮食习惯。宝宝会在一段时间里因为不适应而挨饿，免疫力就会下降。

选好断奶食品

好的断奶食品的特点是含有丰富的蛋白质和热量，营养价值高，并强化了一定量宝宝所需的矿物质和维生素等，宝宝易于接受并爱吃。这些断奶食品应细腻、滑润、易消化、不含果蔬中的籽或长纤维等，口味应清淡适中，不添加盐、糖。

常用断奶食品：稀粥、面包粥、蛋黄和菜泥。菜泥的品种可经常更换，可以用土豆、胡萝卜、菠菜、南瓜等做，也可以加一些肉泥。

宝宝免疫力低下的特征
● 经常性生病，如患气管炎、感冒、肺炎、中耳炎、脑膜炎、腹泻、皮肤感染等等。
● 患病后药物治疗效果往往不佳，疾病长期不愈。

创造良好的进食环境

训练10～12个月的宝宝独立吃饭的能力，给他创造一个整洁的用餐环境，营造安静、愉快的用餐氛围。这时宝宝的神经系统发育还不完善，吃饭时易受干扰，大人不要过多地干涉他，也不要打搅他，让宝宝集中精力把饭吃完吃好。

免疫预防接种要及时

预防接种是人类抵御传染性疾病而采取的积极措施，如2个月内接种卡介苗；2～6个月口服脊髓灰质炎及白百破疫苗；6～12个月接种乙型脑炎疫苗（每年一次）、麻疹减毒活疫苗、乙肝疫苗等；1岁接种流行性脑膜炎菌苗（每年一次），卡介苗（复种）。父母一定要及时为宝宝接种疫苗。在带宝宝去接种防疫疫苗前，家长要为他洗一次澡，换身干净的衣服，要向医生说清宝宝的健康情况，如有无发热，有无发风疹块，是否有较剧的咳嗽，是否有慢性病等，以便医生判断有无接种的禁忌症。

体育活动不能少

宝宝正处于生长发育的旺盛时期，适当的体育活动能增强全身的生理功能，促进其生长发育，提高机体对各种疾病的抵抗能力。1 岁的宝宝有独立行走的能力，活动范围变大了，此时家长可带领宝宝进行户外活动，多进行走、爬行取物、捡皮球、扶杆蹲起、扶杆走路、拉小鸭车走、推车前进等运动。活动时间可从 15 分钟逐渐增加到 60 分钟左右。

推荐断奶食谱

芝麻核桃糊(适用于 8 个月以上的宝宝)

将芝麻、核桃各 30 克放在炒锅中炒熟，研成粉末，加开水 200 毫克，调成糊状，加少许糖即可食用。具有补血润肠功效，如有腹泻，暂停食用。

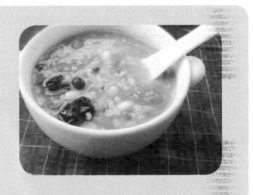

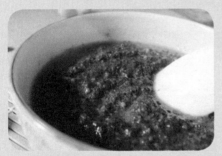

桂药莲骨粥(适用于 1 岁的宝宝)

取桂圆 10 克，山药 30 克，莲子 12 克，补骨脂 12 克，粳米 50 克。将补骨脂加水煮 20 分钟，去渣留汁。将粳米、山药、桂圆、莲子加入汁中，煮熟食用。补骨脂能补肾强骨助生长，山药、莲子健脾胃，桂圆养血。

菜心猪肝蘑菇汤(适用于 1 岁以上的宝宝)

取菜心 200 克，猪肝 100 克，蘑菇 20 克。将菜心洗净，切成一半大；猪肝及蘑菇切成片，用酒、油、盐拌匀备用。锅中加水 500 毫升，煮沸后加入菜心、猪肝及蘑菇，煮至猪肝熟即可。喝汤，食菜。具有调养气血、提高免疫的作用。

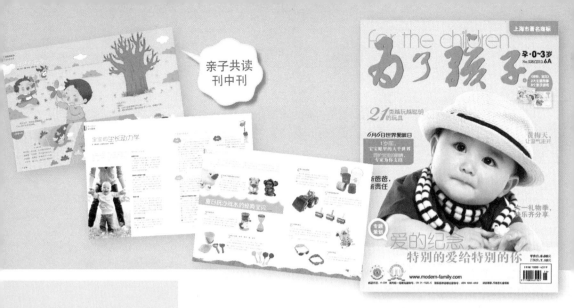

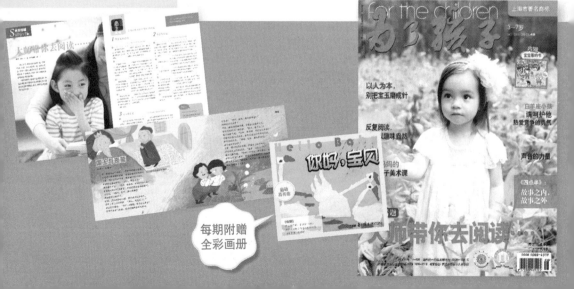

每期附赠
全彩画册